山西省首批名老中医

秦天富 老中医

妇科病诊治专辑

编辑团队　山西省秦天富名老中医工作室学术团队

指　导　秦天富

主　编　秦丽玲

副主编　韩宝成　杨建强

编　委　苏　洁　魏文云

山西出版传媒集团
山西科学技术出版社
·太原·

U0130199

图书在版编目（CIP）数据

秦天富老中医妇科病诊治专辑／秦丽玲主编. —太原：山西科学技术出版社，2024.5

ISBN 978 - 7 - 5377 - 6372 - 1

Ⅰ.①秦… Ⅱ.①秦… Ⅲ.①中医妇科学 - 中医临床 - 经验 - 中国 - 现代 Ⅳ.①R271.1

中国国家版本馆 CIP 数据核字（2024）第 042420 号

秦天富老中医妇科病诊治专辑
QIN TIANFU LAOZHONGYI FUKEBING ZHENZHI ZHUANJI

出 版 人	阎文凯	
主　　编	秦丽玲	
责 任 编 辑	张延河	
封 面 设 计	杨宇光	

出 版 发 行　山西出版传媒集团·山西科学技术出版社
　　　　　　地址　太原市建设南路 21 号　邮编　030012
编辑部电话　0351 - 4922135　4922072
发行部电话　0351 - 4922121
经　　销　各地新华书店
印　　刷　山西万佳印业有限公司

开　　本　787mm×1092mm　　1/32
印　　张　8.5
字　　数　192 千字
版　　次　2024 年 5 月第 1 版
印　　次　2024 年 5 月第 1 次印刷

书　　号　ISBN 978 - 7 - 5377 - 6372 - 1
定　　价　43.00 元

韩　序

　　秦天富是享誉三晋的山西省首批名老中医，同仁尊为业内巨擘、当然的旗手。然而秦天富自己却很少溢美，更不自诩，谈起身世时，总是自谦地说："我是学徒出身。"学徒不假，张元亨、杜冥是其启蒙老师。窃以为拜在高门下，后必有大为。中医的传承，一向以父传子、师带徒为主要方式，这种方式孕育出不计其数的医学大家。中医院校的培养模式，是近代兴起的一种批量培养模式，虽然能成批推出，但是在中医院校的毕业生中有不少人中途改志，毕业后并没有从事中医工作。资料显示，中华人民共和国成立初期我国人口有 4 亿人，中医的从业人员有 30 万人；现在我国的人口有 14 亿人，而中医的从业人员仅有 27 万人。可见，中医的师徒传承方式亟待发扬。

　　秦天富出师自立，就职当地医院后，便开始从事中医临床工作，后因罗永康校长器重，调入当时的忻州地区卫生学校，任中医老师。秦天富入职当时的忻州地区卫生学校后，便积极筹建中医中药班，并招募中医教师。我就是当时被招至麾下的一名中医教师，一直担任《金匮要略》的授课老师，历时 16 年。我有幸常常聆听秦天富的讲课。嗟夫，秦天富口若悬河，字字珠玑，令人赞叹叫绝。课堂上活泼的氛围，学生非常喜欢，甘心接受，余欲学不能。本来风格出自鹰臆，诙谐由于翰墨，若见囊驼谓马肿背者当然难步后尘。由秦天富为首的老师们培养出的学生，走出校门，初衷不易，之死靡他，成就了一大批中医人才。这正是秦天富教学成功之见证。

不知易，不足言大医。医易同源，秦天富深谙此理。他对《周易》情有独钟，吟诵成癖，故掌握阴阳，袖筒八卦，能于先天图中悟出对待，能于后天图中参透流行。有对待，无流行，阴阳无消长；有流行，无对待，阴阳多偏颇。对待即阴阳；流行生五行。秦天富知人为五行之秀，通晓病因六气之淫（或不及），用药专精一隅（《文心雕龙》云："方者，隅也。言医药攻病，专精一隅，故药术称方。"），行调元赞化；药术称方，故能起死回生。二氢一氧，电解为水；复方煎煮经时，所出何物？医者处方制剂，若裁缝量体制衣，此其常；工匠做袍时，问顾主新贵（新做了官，昂首挺胸，袍要前身长，着身后，前后才一样长）还是官久（做官时间长了，气衰背驼，袍要后身长，着身后，前后才一样长），此其变。知常作为，匠心而已，微妙达变，才是国手，秦天富力尽其道。

慕秦天富之名，集门下就诊者众多。秦天富视病患若至亲，寄同情加抚慰；无江湖海口，一向实诚；儒医之风，秉承恩师；传统不弃，风范犹存。如斯人者今几稀矣！

《名老中医秦天富从医50年临证荟萃》（本书再版时书名改为《秦天富老中医疑难杂症专辑》）是秦天富的处女作，出版问世后有不小轰动。书列81病，数含万物回春之意；病下有验案，足资他人取法。皆知用药如用兵，医案是记阵战实况。附子有斩将搴旗之能，然若千里马，食不饱，力不足，才美不外见。李可创附子用量之最，无疑给今人及后人开辟蹊径。读医案，若观阵战，从中取法悟道才是醉翁之意。如是观之，医案一经忽弃，创新必被阉割。无创新，即无发展，何谈弘扬。

秦天富之接诊，若春风送暖，病人受此礼遇，大病不药，自愈三分。如某医治一厌食妇人，水米不下，夫心急如焚。医得知因夫妇口角，随意取树叶7片予夫，令其精心煎煮，嘱汤成后，要亲临病榻，温语劝进，嘘适寒温，频频喂下……妇解颐纳谷，岂树叶之功？夫出精诚，妻受抚慰，琴瑟调，疾病瘳。此方妙矣，诚大医之行。秦天富深谙此理，亦践行此道，故病人所集益伙，门庭若市。

《秦天富老中医妇科病诊治专辑》是秦天富的晚年之作，天道化生万物，重赖坤成，秦天富攻妇科，寄意此耳。秦天富立本《医宗金鉴·妇科心法要诀》（简称《妇科心法要诀》，后同），此系正宗渊薮；实践中广参各家学说，博采众长，故临床左右逢源。经、带、胎、产及妇科杂病的治疗，膺存笔录，耄耋之年，荟萃成书，无疑所载尽是精华。秦天富视技艺不为私物，愿广泛传播，为后学便于记忆，多附口诀，此举不异"芝麻开门"传人（芝麻开门，寓意拥有打开宝库石门的钥匙，宝库中尽是珍玩）。能如斯需多大胸怀？

中国的医疗队伍，有中医、西医及中西结合三支力量，中医虽名列在前，但目前并非医学之主流（据报道，现在西医的从业人员有270万人，中医的从业人员有27万人）。中医从业人员本来就少，能出发于中医理念而处方用药者尤稀。看检验报告，处中药方剂，情同隔物搔痒，难中病情。有人云：欲找中医看病，不妨到基层寻访，那里或有传统郎中。此话不无道理，然亦寓嘲讽，诸多怪象，必是冲衢噱头。中医西化是个很严重的问题，如此走下去，中医人本能蜕变，高标国粹的中医，前途堪忧。秦天富为此惴惴不安，忧心忡忡。秦天富之心如是，天下所有中医人之心无不如是。

韩澄

2023 年 6 月 9 日

范　序

　　1964 年夏，秦老师随山西省忻县专区（现名忻州市）人民医院医疗队到山区巡回医疗。在我乡医院，我与秦老师一见如故，相聊甚欢。秦老师赠送了我一本《针灸学》高校教材，告诉我中医中药和针灸具有解除病苦的神奇疗效，并鼓励我学习中医。我获益匪浅，于是开始了学习中医的道路。1977 年，山西省吕梁地区卫生局（现名吕梁市卫健委）举办中医理论提高班时特聘秦老师讲授《内经》内容，我有幸聆听了秦老师的授课。他渊博的知识令人敬仰，深入浅出的讲解引人入胜。嗣后，经秦老师引荐，我拜见了梁致堂老先生。梁致堂老先生赠予我一本《中医基本理论核心问题探讨》（油印本），并耐心讲解，使我懂得了运用中国易学数理解释中医理论的奥秘。1992 年，蒙秦老师厚爱，我被调到山西省忻州市中医医院工作。我跟师临证，侍诊左右，随时聆听秦老师的教诲，进步飞快。我幸得秦老师知遇之恩，感激之情难以言表。

　　秦老师自幼接受忻州名师指点，走进了中医殿堂。他对中医经典著作朝夕熟读，倒背如流；对辨证论治深究专研，遣方用药，信手拈来。

　　秦老师酷爱中医，并竭力振兴、发扬中医。

秦老师临证、教学诲人不倦，桃李满园，门下弟子，悉为良医。

秦老师仁慈宽厚，奉患者如至亲，尽心为患者解难纾困，深得患者好评。

秦老师的专著——《名老中医秦天富从医50年临证荟萃》所载疾病皆疑难杂症，既可以给初学中医者指点迷津，又可以让临床大夫择善施治，故一经出版便誉满杏林。

《秦天富老中医妇科病诊治专辑》是秦老师的妇科专著。秦老师在《秦天富老中医妇科病诊治专辑》中引经据典，立论严谨，颇多发挥。上自《内经》《难经》《伤寒论》《金匮要略》等经典著作；中至《千金要方》《证治准绳》《妇人大全良方》《济阴纲目》《傅青主女科》等名著，尤以大清皇家教科书《妇科心法要诀》筑基；下至近现代妇科专家大作，将古今妇科临床经验兼收并蓄，结合个人临床实践，形成了一整套秦老师自己的妇科诊治学术思想。为了方便初学者学习，秦老师将自己的临证经验编成朗朗上口的口诀，在书中呈现，以方便读者记忆。书中秦老师无私地公开了大量个人经验方，如治月经过少的经水过少方，经前、经后、经期、经间巡经分治；治月经过多的安宫止血方；治崩漏的青春补肾固冲汤、育龄补肾养肝汤、更年补脾益肾汤；治痛经的原痛汤；治闭经的调二天方；治绝经前后诸证的更年平；治产后缺乳的增乳汤；治产后自汗盗汗的汗证统治方；治产后身痛的加减趁痛汤；治子宫肌瘤的化癥消瘤散；治卵巢囊肿的囊肿分消方；治子宫内膜异位症的内异缓治方、内异急治方；治多囊卵巢综合征的多囊标本方；等等。这些经验方皆为秦老师在前人研究成果的基础上，结合个人临证经验创制出来，经临床反复验证屡验屡效之良方。

我受老师熏陶亦喜读书，常读《妇人规》《女科准绳》等名著，总是感叹古人学识渊博，所创方药琳琅满目，而自己临证却常常无所适从。秦老师大作为我解惑，出版后定置之座右。愿读者同道阅读后可精进研究，初学者可诵记传习。

中医幸甚！患者幸甚！

范岚民

2023 年 7 月 16 日

前　言

　　中医妇科是以中医基础理论为指导，研究、认识女性解剖、生理、病理特点，诊断、防治女性特有疾病的一门临床学科。《妇科心法要诀》认为"男妇两科同一治，所异调经崩带癥，嗣育胎前并产后，前阴乳痰不相同"，明确指出，女性的一般疾病与男子没有什么差别，在生理、病理、诊断、治疗等方面大体相同，不同之处在于：女性在解剖上有胞宫、胞脉、胞络、产道、阴门、阴户等组织器官；生理上有经、孕、产、乳等特点；病理上有经、带、胎、产、杂等不同病种。由于女性与男子在解剖、生理、病理上不同，病种有异，治法有别，诊断特殊，方药独具，所以中医学另立了"妇科"这一专科。

　　本书在介绍妇科一般知识（如女性解剖特点、女性生理特点、妇科病病理特点、妇科病诊断特点、妇科病治疗特点）的基础上，还介绍了月经病、带下病、妊娠病、产后病、妇科杂病等 37 种疾病的概况、病因病机、辨证论治等临床知识，尤其详细介绍了名老中医秦天富老先生（以下简称"秦老"）在诊治妇科疾病方面十分宝贵的临床经验。

　　秦老现年 81 岁，男，山西省忻州市人，中医主任医师，山西省首批名老中医。秦老从医六十余年，悬壶治病如一日，其间从事中医教学兼临床 15 年，曾任山西省中医学会理事、山西省中医基础理论专业委员会委员、山西省中医校际教研组组长、山西省忻州市中医学会主任委员、山西省忻州市中西医结合研究会副主任委员。在秦老等人的努力下，忻州市筹建了忻州市中医医院，秦老为首任忻州市中医医院院长、党委书记，现任忻州市中医医院名誉院长、秦天富名老中医工作室学术传承人。

秦老在六十余年的中医临床、教学生涯中，虽说他是一名全科中医医生，但临证近半数患者是妇科病人，对妇科病的诊治有自己独到的见解。秦老诊治妇科病治愈率高，在当地群众中享有盛名。秦老在妇科常见病和疑难病的诊治方面积累了丰富的经验，擅治月经病，如月经不调、崩漏、痛经、经闭、更年期诸证等；妊娠病，如恶阻、滑胎、胎漏胎动不安等；带下病，如带下阴痒、赤白带下等；妇科杂病，如不孕症、盆腔炎、卵巢囊肿、子宫肌瘤、子宫内膜异位症、高催乳素血症等；妇科疑难病，如不宜手术，或不接受手术、放疗、化疗的妇科恶性肿瘤患者，运用中医中药治疗，可达到减轻痛苦、提高生活质量、延长寿命的目的。

秦老对《伤寒论》《金匮要略》《妇科心法要诀》《傅青主女科》等书精读精研，融会贯通，在前人的基础上形成了个人的经验方，如治疗崩漏的青春补肾固冲汤、育龄补肾养肝汤、更年期补脾养肾汤，治疗宫外孕（未破损期及包块期）的宫外孕方，以及补肝肾清热固胎汤、急效止血汤、增乳汤、化癥消瘤散等。

秦老医德高尚，对患者一视同仁，对学生、弟子言传身教，毫无保留，耐心细微。他临床带教、课堂授课、学术研讨、批阅医案，一丝不苟地为培养中医后继人才尽职尽责。

我作为秦老的学术继承人，多年跟师学艺，受益匪浅，特将秦老的妇科诊疗经验整理编撰成册，以飨后学。因编者水平所限，不妥之处望同行指正。

秦丽玲

2023 年 10 月 18 日

目　录

第一章 总论

一、女性解剖特点

古人认为，人的体表组织及脏腑器官均具有独特的结构和功能，体表组织在人的体外，通过观察、按压、触摸或测量就可以了解他们；脏腑器官在人的体内，人死以后通过解剖也可以了解他们。《灵枢·经水》说："若夫八尺之士，皮肉在此，外可度量切循而得之，其死可解剖而视之。"古人还进一步认为，女性与男性在解剖结构上是有区别的，如女性有子宫、胞脉、胞络等。子宫也称女子胞、子脏、血室、胞宫等。明代张景岳在《类经附翼》中说，子宫"居直肠之前，膀胱之后"。张景岳在《景岳全书》中说："阴阳交媾，胎孕乃凝，所藏之处，名曰子宫，一系在下，上有两歧，中分为二，形如合钵，一达于左，一达于右。"《内经》将子宫列为奇恒之腑，其"地气之所生也，皆藏于阴而象于地"，有"行月经""孕育胎"之功。与子宫连接的"胞脉"具有一定的结构和极其重要的功能，《素问·评热病论》说："胞脉者，属心而络于胞中。""心气不得下通，故月事不来也。"与子宫连接的"胞

— 1 —

络"同样十分重要。《素问·奇病论》说："胞络者，系于肾。"《诸病源候论》说："若冷气入于胞络，搏于血气，血得冷则涩，令月水不通也。"胞脉、胞络皆系于胞宫，与心、肾关系密切，对于子宫的孕育、月经的蓄溢起着重要的作用。

现代解剖学认为，子宫位于盆腔之中，直肠之前，膀胱之后，大小为（6～7）厘米×（4～5）厘米×（2～3）厘米。子宫上部宽，为宫底；两侧为宫角，与输卵管相通；下部呈圆柱状，称宫颈，下垂于阴道。宫颈与宫体之比为1:2。子宫有4对韧带，以维系子宫位置；两侧输卵管分别于宫角相通，另一端游离，与卵巢相连近，长为8～14厘米；卵巢为椭圆形，大小为4厘米×3厘米×1厘米，位于输卵管下方，主要产生卵子及性激素。子宫、输卵管、卵巢和阴道，共为女性内生殖器官。这与中医学中女性的解剖形态、位置、功能基本相符。

中医所谓的"子门"即子宫颈口，"阴户"即外阴部。此外，中医所谓的"阴器"泛指男女生殖器，"毛际"即外阴及耻骨长毛处，"交骨"即耻骨联合处。

二、女性生理特点

女性的生理特点主要概括为经、孕、产、乳（月经、怀孕、分娩、哺乳）4个方面。

（一）月经

月经即有规律的、周期性的子宫出血。月经，女性一般1个月1行，信而有期，故又称"月信""月汛""月事""月水""经血"等，俗称"例假""大姨妈""见红"等。

女性第1次月经来潮称为初潮。健康女性，一般14岁左右初潮，一生来潮大约35年，49岁左右经绝。

正常的月经有周期、经期、经量、经色、经质之辨。月经周期，应从2次月经间隔的第1天算起，一般为28日；经期，应包括经血由少到多、由多到少的所有的时间，一般为4~6日；经量，应先少，中多，后少，呈马鞍形，50~80毫升；经色，中医传统称"正红"，实际偏暗红，一般初浅、中深、后浅；经质，应为不稀不稠，不凝固，无瘀块，无臭味，夹有丝丝片片（子宫内膜）。

正常女性，经前或经期小腹微胀痛，腰部微酸困，乳房微作胀，情绪微不稳，经后自然消失，不作病论。少数女性月经初潮1~2年不按规律来潮，此因肾气未盛，天癸未稳，待发育成熟后，月经周期则会正常。有些经绝前期的女性，月经易紊乱，或先或后，或多或少，渐至经绝。有极少数女性，具有个体特殊性，月经2个月1行，或3个月1行，或1年1行，或终身不行经，且有规律性，但前提是能受孕。《妇科心法要诀》说："月经三旬时一下，两月并月三居经，一年一至为避年，一生不至孕暗经。"还有个别女性受孕后仍按月少量行经，而无损胎元，称"激经"，亦称"盛胎""垢胎"，皆不以病论。

月经是如何产生的呢？月经的产生及有规律的蓄溢是脏腑、气血、天癸、经络的相互协调作用于子宫的生理现象。《素问·上古天真论》说："女子七岁，肾气盛，齿更发长；

二七，而天癸至，任脉通，太冲脉盛，月事以时下，故有子……七七，任脉虚，太冲脉衰少，天癸竭，地道不通，故形坏而无子也。""血"是月经的主要成分，故薛立斋在《女科撮要》中说："夫经水阴血也，属冲、任二脉主，上为乳汁，下为月水。"

月经与脏腑、气血的关系：脏腑是精、气、血生化之源和营运之主。五脏者，心主血，肝藏血，脾统血，肾藏精。精化血，血化精。肺主气，气统血，且肾气盛则天癸成熟。肝主疏泄，一主调经血，二主调情志，使气和志达，血充流畅，经水如期来潮。脾胃健运，气血充盛，血循常道，血海满溢。可见，月经的产生、蓄溢与多脏腑相关，其中至关密切的莫过于肝、脾、肾。

月经与天癸的关系：天者，自然也；癸者，水也。天癸即自然之水，是一种源于先天父母、养于后天水谷的，男女皆有的，关乎人体生长、发育、生殖的物质（阴精，西医称性激素、荷尔蒙）。这种物质常作用于冲、任、子宫，是月经产生的重要物质基础。

月经与经络的关系：经络有十二正经、奇经八脉，以及经别、别络、皮部等，共同沟通人身内外，贯注上下，内属脏腑，外络肢节，运行气血，营养周身，传递信息，联络全身。与女性生理、病理联系最密切的是奇经八脉中的冲、任、督、带。冲、任、督三脉皆起于小腹（胞宫），上行过程中由环绕腰腹一圈的带脉联络在一起，互为作用。冲脉为血海；任脉主胞胎，总任一身之阴脉，为阴脉之海；督脉，总督一身之阳脉，为阳脉之海；带脉，联络沟通诸脉，约束诸脉。冲、任、督、带对人体气血的运行、调节，以及月经的产生和蓄溢起着重要作用。

综上所述，月经的产生与蓄溢必须在脏腑、气血、天癸、经络的共同作用、相互调节下完成。

（二）怀孕

怀孕是女性的生理本能。怀孕也叫妊娠，是从受精卵着床至分娩之前的一段时期，又称"重身""有孕""怀孕"等，是女性担负着人类繁衍后代重任的生理过程。《灵枢·决气》说："两精相搏，合而成形，常先身生，是谓精。"孕后由于精、血集中养胎，故月经暂不来潮。孕育的形成，取决于男女双方共同的条件，如《女科正宗》说："男精壮而女经调，有子之道也。""男精壮"包括精子数量足、活动好，精液稀稠适中，酸碱适度，温度适中；"女经调"指月经的周期、经期、经量、经色、经质正常，腰不酸、腹不冷等。

受孕应选择一定时机。《妇科心法要诀》说："男子聚精在寡欲，交接乘时不可失，须待缊缊时候至，乐育难忍是真机。"

妊娠后，由于胎儿生长发育的需要，孕妇会发生一系列的特殊生理改变，如月经停闭、头晕厌食、倦怠思睡、择食嗜酸、口淡欲呕等，一般3个月后逐渐消失。孕妇的脉象滑疾流利，应指有生气。《妇科心法要诀》说："少阴动甚知有子，阴搏阳别尺寸凭，但搏不滑胎三月，搏而滑石五月形。"孕妇的乳房会发胀，或微刺痛、触痛，乳晕着色。妊娠四五个月

— 5 —

时，乳房增大，可挤出少量乳汁，同时始有胎动，少腹渐渐隆起，可闻及胎心。妊娠后，胚胎不断成长，经过 10 个妊娠月（亦即 10 个农历月）的生长发育，便可分娩。孕期从末次月经第 1 日算起，总共 280 日。预产期的计算方法是：怀孕当月的月份数加 9，即预产期的月份；阳历日数加 7，或阴历日数加 14，即预产期的日期。

临产前，孕妇表现为胎腹下垂、小便频数。孕妇分娩期间脉搏加速，双手中指两侧中节至指端应指搏动者，即为离经脉。孕妇怀孕八九个月出现腹中痛，痛后如常，名为"试胎"；若妊娠月数已足，孕妇腹痛时作时止，腰不痛者，名为"弄胎"。两者须加以鉴别。孕妇出现渐进性、有规律的宫缩疼痛，则为临盆。临盆时，在排外难产的同时，应令产妇切勿紧张，安静以待。《达生篇》"睡、忍痛、慢临盆"的六字诀对指导临产离经有重要意义。

（三）分娩

新法接生，提倡顺产，对母子都有好处，必要时亦可行剖宫产。由于分娩时产妇用力过度、出汗多，耗气伤血，致阴虚阳浮，常出现恶风寒、微热、出汗。产妇恶露排出二三周后子宫会逐渐复原，七八周后子宫恢复至孕前。

（四）哺乳

对于产后哺乳，中医学和世界卫生组织都提倡母乳喂养。产后 2~3 日产妇分泌的乳汁称为初乳。初乳一般在生产 12 小时后开始泌出，并逐渐增多。母乳的多少、有无、稀稠与遗传、体质、营养、精神、环境、起居、保健等多因素有关。薛立斋说:"血者,水谷之精气也,和调五脏,洒陈六腑,在男子则化为精,在妇人则上为乳汁,下为月水。"(摘自《女科经纶》)《胎产心法》说:"产妇冲任血旺,脾胃气壮则乳足。"可见乳汁的多少、质量与脾胃气血关系密切。一般提倡哺乳12个月左右为小儿断乳。

综上所述,经、孕、产、乳为女性的生理特点,与脏腑、气血、天癸、经络关系密切。充则俱充,亏则俱亏,和则俱和,调则俱调。

三、妇科病病理特点

经、带、胎、产方面的疾病(月经病、带下病、妊娠病、产后病)及女性特有的某些杂病,是妇科主要防治的疾病。

(一)月经病

月经的周期、经期、经量、经色、经质发生异常,伴随月经周期或于经断前后出现明显不适症状的疾病,统称月经病。

月经病大体可分两类:一类是以月经的周期、经期、经量、经色、经质改变为主的疾病,如月经先期、月经后期、月经先后无定期、月经过多、月经过少、崩漏、闭经、经间期出血等;另一类是伴随月经周期出现明显不适为主的疾病,如痛经、月经前后诸证、绝经前后诸证、经断复来等。

月经病的病因病机:月经病的病因主要有寒热湿邪侵袭、内伤七情、房劳多产、饮食不节、劳倦过度和体质因素。月经病的病机为寒凝、热沸、湿阻、忧念郁怒损伤肝、饮食劳思损伤脾胃、房劳惊恐损伤肾、素体虚弱等，导致脏腑功能失常，气血不和，间接或直接损伤冲、任、督、带和胞宫、胞脉、胞络，使得月经失常。

（二）带下病

正常女性自青春期开始，会有润泽于阴道内的无色透明、黏而不稠、无特殊气味的液体，被称为生理性带下。正常带下的量在月经前后、经间期及妊娠期相对增多，这是机体肾气充盛，脾气健运，任脉通调，带脉健固的正常表现。生理性带下略呈白色，俗称白带。

若带下的气味、量、色、质发生异常，并伴随局部和全身症状，即为病理性带下，简称带下病。《傅青主女科》将带下病放在全书首位，分为白、黄、青、赤、黑5种带下病。秦老认为，不管什么带总离不开一个"湿"字，临床以白带、黄带、赤白带较多见。

古人将带下病病因分为脾虚、湿热、风冷、痰湿、七情、房劳等方面。秦老临证多从湿邪损伤任脉、带脉，致任脉失固、带脉失约着手论治。他认为，湿邪分外湿与内湿，外湿多为湿热、湿毒之邪侵入胞室所致；内湿多为脾虚水湿失运，湿浊下注，或肾虚失藏，阴精滑脱而下所致。

带下病的辨证：一般来说，带下白色清稀者，多为脾虚下陷；白色黏浊者，多为痰湿流注；白色水样，伴畏寒肢冷者，多为阳虚寒湿；黄色黏稠秽臭者，多为湿热下注；黄绿如脓，质稠秽臭者，多为湿毒感染；多沫，夹渣阴痒，有虫行感者，多为虫毒内侵；白黄夹赤者，多为阴虚血热，损伤血络；清稀如水，不痛不痒者，多为气虚失摄；杂色带下恶臭者，当排除恶性肿瘤。

（三）妊娠病

怀孕至分娩期间发生的与妊娠有关的疾病，称为妊娠病，亦称胎前诸证。较常见的有：妊娠恶阻、异位妊娠、胎漏胎动不安、滑胎、胎萎、子晕、子痫等。

妊娠病的病因病机：①素体阴虚，孕后阴血下聚养胎，致阴血更虚，胞胎失养，易发妊娠腹痛，胎萎不长；②阴虚阳亢易发子晕、子痫；③胎儿渐长，阻滞气机，湿郁痰滞，易发子肿、子气、子胀；④气机不利，胞脉受阻，受精卵不能顺利到达胞宫，易发异位妊娠；⑤劳倦过度，或房事不节，或跌仆创伤，损伤脾、肾、胞宫，累及冲、任，易致胎漏、胎动不安，甚则坠胎、小产；⑥先天禀赋不足，肾气虚，胎失所养，易致胎萎不长或坠胎、小产。秦老将妊娠病的病因病机概括为：肾气虚，胎失养；肝血虚，肝气郁；脾气虚，痰湿盛；阴血亏，胎火旺。

（四）产后病

孕妇分娩后至母体恢复到孕前状态期间发生的与分娩或产褥期有关的疾病，称为产后病。古代医家在长期不断认识、总结、提高的基础上，将产后常见病概括为三病、三冲、三急。三病指痉病、郁冒、大便难；三冲指败血冲心、冲肺、冲胃；三急指呕吐、盗汗、泄泻。随着医学理论、医疗技术的不断进步，目前一些产后病已能较好预防，一些产后病已较为少见，由于他们的治疗与内科病相同，所以一般列入内科论治。目前，妇科论治的产后病主要有：产后恶露不绝、产后身痛、产后汗证，以及产后排尿异常、产后大便难、产后缺乳等。

产后病的病因病机：产妇由于十月怀胎，消耗了一定能量，分娩过程中用力、出汗、出血、产伤，加之产后子宫收复、恶露排出、哺乳消耗、育儿操劳等因素，致阴血骤虚，元气损伤，百脉空虚，胞宫余血浊液存而待排，脾胃虽虚还需加强化源以供乳汁，故正气不足，易感外邪，形成了产后"多虚""多瘀"的基本病理特点。

（五）妇科杂病

还有一部分疾病，既不属经、带、胎、产范畴，又与女性的生理、病理息息相关，称为妇科杂病。妇科杂病常见的有不孕症、癥瘕、脏躁、阴挺、阴痒、阴吹等，以及借助西医病名命名的疾病，如急慢性盆腔炎、子宫内膜异位症、多囊卵巢综合征等。妇科杂病的病因病机复杂，故曰杂病，当分而论治。

总之，妇科疾病病因多端，病机各异，病种繁杂，加之女性多愁善感、多情善虑的性格特点，治疗较为棘手。前人有"宁治十男子，莫治一妇人"之说，此说虽有些夸张，但也有一定道理。

妇科病的病因病机特点如下表所示：

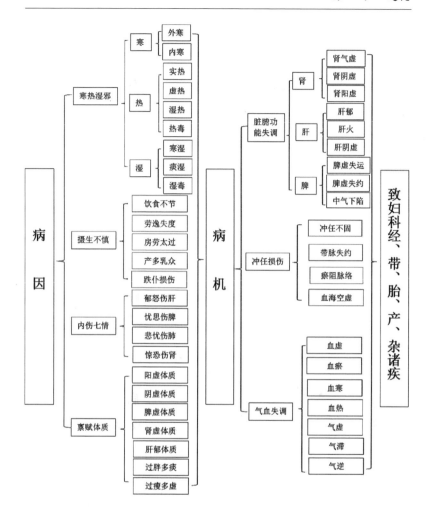

四、妇科病诊断特点

妇科病的诊断方法与其他临床各科基本相同，即从整体观念出发，运用四诊搜集病情，综合分析，辨证论治。

由于女性具有特殊的生理、病理特点，所以我们在诊断妇科病时必须了解女性的经、带、胎、产和妇科杂病诸方面的特殊变化。

（一）四诊要点

秦老强调四诊合参、综合分析，临证要求做到认真细致、全神贯注。有些医者故弄玄虚，单一切脉即处方，断不敢苟同。如此按寸不及尺、握手不及足、浮中沉取尽未仿佛、动数发息不满五十，岂能辨别寒热虚实、判定生死吉凶？临证虽有舍症从脉、舍脉从症、舍脉从舌之例，但这只能是在全面四诊、综合辨证的基础上，去粗取精，去伪存真。此就秦老诊断妇科病的一些心得体会简述如下：

1. 望诊

《内经》有"望而知之谓之神"之说，指出了望诊的重要性。望诊居四诊之首。妇科病的望诊内容主要有望神色、望形态、望经带等。

（1）望神色：望神即观察人的精神状态和机能状态。望神应重点观察患者的精神、意识、面目表情、形体动作、反应能力等，尤应重视眼神的变化。《四诊心法要诀》说："神藏于心，外候在目。光晦神短，了了神足。"

望色就是医者观察患者面部颜色与光泽。《四诊心法要诀》说："木主化生青色，火主化生赤色，土主化生黄色，金主化生白色，水主化生黑色。变色大要，生克顺逆。"

（2）望形态：正常女性，14 岁以前和男子差别不显。女性 14 岁以后，肾气盛，天癸至，肌肉逐渐丰泽，乳房膨大，肩臂丰满，肤色泽润，步履矫健，动作灵活，经、孕、产、乳正常；反之，身体矮小，肌肉瘦削，乳房扁平，面色少华，反应迟慢，此为肾气虚、天癸不足。若女性体矮虚胖，面如满月，皮肤粗糙，粉刺多毛，为脾肾两虚、痰湿内盛，临证多见月经或迟、或少、或闭，或不孕。

（3）望经带：秦老认为，望经血可帮助我们辨别病因，应以《妇科心法要诀》所说的"血从阳化色正红，色变紫黑热之征，黄泔淡红湿虚化，更审瘀块黯与明"为指南。这段话的意思是经血深红、紫黑，为热之征象；经血黄如米泔，为湿浊内盛；经血浅淡粉红，为气血虚象；经血黯而紫黑兼见寒证，为寒凝血滞；经血明亮而紫黑兼见热证，为热结血瘀。

秦老认为，望带下可帮助我们辨别病因，应以《妇科心法要诀》所说的"热化稠黏臭必秽，寒化清澈臭则腥，内溃五色有脏气，时下而多命必倾"为指南。这段话的意思是带下稠黏臭秽，多从热化；带下清澈臭腥，多从寒化；五色杂带，似血似脓，更有内脏腐败腥臭气，久下不止，量多者，乃为恶性危重之证。

（4）望其他：诸如乳房、外阴、恶露、皮肤等，皆属妇科常规检查，此不赘述。

2. 闻诊

《内经》有"闻而知之谓之圣"之说，指出闻诊的重要性。闻诊居四诊之次，包括听声音和闻气味。

听声音：诸如语言、呼吸、咳嗽、喘、哮、嗳气、太息、呻吟、呃逆、矢气、胎心、肠鸣等声音，皆可闻而诊之。一般声音低、细、慢，多属虚证；高、粗、快，多属实证。不同的声音分属不同的五脏，如咯属心、咳属肺、呕属肝、嗽属脾、唾属肾等。这些传统的认识，在临床上有一定的指导意义。

闻气味：诸如月经、带下、恶露、痰饮、血液、尿液、粪便、脓液、口气等分泌物、排泄物的气味，皆可闻而诊之。

3. 问诊

《内经》有"问而知之谓之工"之说，指出问诊的重要性。问诊，看起来容易操作，其实没有一定的问诊功夫，往往问不到点子上，达不到问诊的目的。问诊在妇科病中，包括问年龄、问家族史、问个人史、问婚产史、问月经史、问带下、问二阴等，这些皆属妇科病常规，此不赘述。《妇科心法要诀》说："未诊妇人女子病，先问经期与妊娠，不详误药非细事，疑似难明昧所因。"指出女性来看病，不论什么病，必须首先问清月经情况及有无妊娠，若不详审而误用药物，则易使疾病坏变，甚至造成医疗事故，临证当慎之。

4. 切诊

《内经》有"切而知之谓之巧"之说，指出切诊的重要性。"巧"并非易事，正所谓"胸中了了，指下难明"。切诊，除熟记、领会有关理论外，尚须在实践中仔细触摸、推敲，久之方能"胸中了了，指下分明"。切诊，包括切脉、按肌肤（诊尺肤）、按胸腹、盘骨骸、寻经穴等。切脉包括切大三部九候和切小三部九候。大三部九候，指在上的人迎脉、在中的寸口脉、在下的趺阳脉；小三部九候，指寸口脉之寸、关、尺和每部的浮、中、沉。月经脉、带下脉、妊娠脉、临产脉，以及按肌肤、按胸腹、盘骨骸、寻经穴等，属妇科常规诊断，此不赘述。

（二）各种辨证

妇科病的辨证方法与其他临床各科病的辨证方法大致相同，现总结如下：

1. 八纲辨证

秦老在长期教学、临床中将八纲的每两纲总结为 5 个字，以执简驭繁、易于记忆、便于掌握。

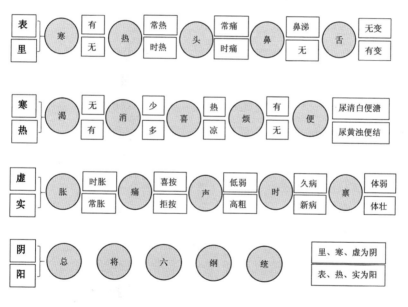

2. 脏腑辨证

（1）从肾辨证：

肾气虚：月经后少淡漏闭，不孕阴挺胎滑坠；

腰膝酸软面暗晦，小便频数脉弱微。

肾阴虚：月事先少崩漏闭，不孕烦热更年病；

咽干口渴夜盗汗，舌红苔少脉数细。

肾阳虚：经期腹泻胎不安，不孕崩漏带清稀；

畏寒肢冷夜尿频，性淡脉来尺弱迟。

（2）从肝辨证：

肝郁气滞：月经紊乱行不畅，胸胁乳胀长叹息；

痛经经闭不孕症，脉弦苔白纳不畅。

肝郁化火：月经先多色紫红，经行吐衄经前痛；

心烦易怒头晕痛，舌红苔黄脉弦频。

肝经湿热：带多黄稠痒秽臭，尿赤便黏口气苦；

舌红苔黄脉弦数，心烦胸胁痹易怒。

肝阳上亢：经期诸证子晕痛，头痛震颤抖烦怒；

目赤肢麻泛欲呕，舌红苔少脉弦数。

肝风内动：胎前子痫产后痉，头目眩晕昏厥甚；

角弓反张不识人，舌绛少苔脉弦劲。

（3）从脾辨证：

脾虚血少：月经后少甚经闭，面色痿黄神疲倦；

舌淡苔白纳食少，头晕心悸脉弱细。

脾虚湿盛：行经泄泻带下多，子肿子胀或经闭；

身重尿浊口淡黏，舌胖脉缓苔白腻。

脾虚失统：月水先多或崩漏，少气懒言少腹坠；

舌大齿痕苔白淡，面白体弱脉虚细。

中气下陷：面白少华腰腹坠，倦怠懒言食少气；

崩中漏下宫脱垂，舌淡苔白脉弱虚。

3. 气血辨证

（1）从气辨证：

气虚：月事先多质淡稀，阴挺崩漏乳自溢；
　　　倦怠懒言食少气，脉软形衰面白痿。

气滞：经水无定行不畅，胸胁乳胀痛次胀；
　　　瘕聚无形气滚冲，情郁太息脉滞弦。

气逆：行经吐衄孕恶阻，咳喘呕逆或呕吐；
　　　子晕奔豚头胀痛，阳脉上击弦且劲。

（2）从血辨证：

血虚：月经后少稀淡闭，不孕缺乳麻木痹；
　　　面色痿黄肤不荣，心悸少寐脉弱细。

血瘀：经乱紫块行不畅，痛闭崩漏癥瘕看；
　　　刺痛不移舌瘀暗，肌肤甲错脉涩滞。

血热：实热先多紫黏稠，面赤烦热脉滑数；
　　　虚热先少或崩漏，烘汗少寐脉细数。

血寒：实寒经闭凝癥积，绞痛热减脉沉紧；
　　　虚寒迟少带清冷，脉沉迟虚舌润淡；
　　　寒湿后暗痛带增，形寒冷痛脉濡沉。

五、妇科病治疗特点

　　虽然妇科病的治疗与其他各科病的治疗一样，都需要从整体观念出发、从辨证论治入手，但是妇科病有其特殊性（有经、带、胎、产诸疾），所以在治疗方面有不同于其他各科病的地方。

秦老从妇科学的特点及多年临床、教学经验出发，对妇科病的治疗要领进行了总结：

月经病，调理气血为主，治本莫忘肝脾肾；

带下病，健脾化湿为主，温清补化疏为辅；

胎前病，清热养血为主，须知刻刻顾胎元；

产后病，扶正化瘀为主，勿拘勿忘于产后。

（一）补肾

1. 补肾气

肾阴（精水）、肾阳（命火）是女性生长发育、生殖繁衍的物质基础，在此基础上产生的机能活动为肾气。肾气充足则经、孕、产、乳正常；反之，肾气亏虚，天癸不足，冲任不调，则致经、带、胎、产诸疾。治宜补肾气，方如肾气丸、《医学衷中参西录》寿胎丸，酌加参、芪、鹿角胶、龟板胶等。阴与阳互根互用、互增互损，故病久老弱者常阴阳两虚，临证滋阴不忘助阳，助阳不忘滋阴。正如《景岳全书》所说："善补阳者，必于阴中求阳，则阳得阴助，而生化无穷；善补阴者，必于阳中求阴，则阴得阳升，而泉源不竭。"肾与肝，肾为癸水，肝为乙木，肾为木之母，肝为水之子，故有"乙癸同源"之说。肾属水，肝属木，水生木，故有"肝肾同治"之说。肝肾两脏，一主闭藏而合，一主疏泄而开，开合相济，藏泄并举，从而达肝肾协调。肾主藏精，肝主藏血，精血互生互用。综上所述，调养肝肾即调补冲任，此为女性经、孕、产、乳的根本，亦经、带、胎、产诸疾治本之法。

2. 补肾阳

肾阳即命火，为火之根，阳之本，"五脏六腑之阳非此而不能发"，反之则阳衰内寒，见痛经、经闭、不孕等病，治宜温补肾阳，此即所谓"益火之源，以消荫翳"之法，方如右归饮、右归丸、肾气丸等。若阳虚不化，水湿内停，治宜温肾助阳、化气行水，方如真武汤、五苓散等。

3. 滋肾阴

肾阴即肾精、肾水，为水之本，阴之根，"五脏六腑之阴非此不能滋"，反之则肾阴不足，见经、孕、产诸疾，治宜滋养肾阴，此即所谓"壮水之主，以制阳光"，方如左归饮、左归丸、六味丸、二至丸等。

（二）疏肝养肝

肝主藏血，司血海，调节血量，使气血平和；肝主疏泄，喜条达，使精神愉悦，经络流畅，如此则女性经、孕、产、乳正常，反之，肝气郁结，肝血不足，则致经、带、胎、产诸疾，治宜疏肝养肝，方如道遥散、四逆散、补肝汤、调肝汤等。

若肝阳上亢，治宜平肝潜阳，方如三甲复脉汤等；若肝风内动，治宜镇肝息风，方如镇肝息风汤、羚角钩藤汤等。

此外，疏肝行气诸药，多辛香性燥，临证不宜多用，多则伤阴，处方时须配伍反佐之品，如柴胡、香附配伍白芍、玉竹等；养肝之药多滋腻，不宜用之过多，过则滞气恋邪，处方时须配伍反佐之品，如熟地、芍药配伍枳壳、砂仁等；肝郁气盛，肝木乘脾诸证，在疏肝解郁方中须配伍健脾和胃之品，如逍遥散方中除养肝疏肝诸药外还配有白术、茯苓、生姜等；肝郁阳亢者，在疏肝养肝方中须酌加羚羊粉、代赭石等镇肝潜阳之品；肝郁而肾阴不足者，须在疏肝养肝方中酌加女贞子、旱莲草、枸杞等滋补肾阴之品。

（三）健脾和胃

脾属阴土，喜燥恶湿，主运化而升清；胃属阳土，喜润恶燥，主受纳而降浊。脾胃互为表里，为人体气机升降出入之枢机，故为后天之本、气血生化之源，五脏六腑、四肢百骸皆禀气于此。

冲为血海，隶属于阳明；任主胞胎，禀气于阳明。阳明为多气多血之腑，气血充足，冲任旺盛，则经、孕、产、乳正常，反之，则脾胃失调，气血不足，后天不足不能养先天而致妇科诸疾。

脾胃虚弱，宜健脾和胃，代表方如香砂六君子汤；脾虚血少，宜健脾补血，代表方如八珍汤、归脾汤；脾不统血，宜健脾助统，代表方如举元煎、补中益气汤；脾阳不振，水湿痰饮为病，宜健脾利湿化痰，化痰湿方如苍附导痰汤，利水湿方如全生白术散；积食痞满，宜扶正消积除满，方如枳实消痞汤；胃失和降，痞满呕逆，宜安胃和中降逆，方如平胃散、半夏泻心汤；胃热气逆，宜清热降逆，方如橘皮竹茹汤；胃寒气逆，宜温中降逆，方如丁香柿蒂汤；胃阴虚，宜养阴和胃，方如养胃汤加味；心脾两虚，宜健脾养心，方如归脾汤。

秦老常说：脾胃之气，合称"胃气"，亦称"中气"。他认为，人之一生，胃气至关重要。《张氏医通》说："人之一生，以胃气为本，胃气旺则五脏受荫，胃气伤则百病丛生。"《素问·平人气象论》说："胃者，平人之常气也，人无胃气曰逆，逆者死。"秦老将顾护胃气归纳为以下几点：①大病必先顾护胃气；②诊断辨证不明，先行顾护胃气；③气血两虚，从本顾护胃气；④虚人外感，莫忘顾护胃气；⑤胃不受药，从缓，顾护胃气；⑥阴阳虚损，开源，顾护胃气；⑦肝脾不调当先顾护胃气；⑧百药难施，诸病丛生，从本顾护胃气；⑨体力不支，首当顾护胃气；⑩化疗、放疗，扶正顾护胃气。总之，顾护胃气是中医治病的一大法宝。

（四）补益气血

气血是生命活动的物质和动力。女性以血为本，气为血帅，血为气母，两者互生互用，以维系正常的经、孕、产、乳；反之，若化源不足，或耗气伤血则冲任虚损，胞脉失养，则妇科诸疾丛生。补益气血是治疗妇科诸病的重要一环，病在气，以益气为主、养血为辅，方如补中益气汤；病在血，以补血为主、益气为辅，方如圣愈汤（熟地、白芍、川芎、当归、人参、黄芪）、当归补血汤。

（五）活血化瘀

血行于脉中，周流不息，营养周身。《灵枢·邪客》说："营气者，泌其津液，注之于脉，化以为血，以荣四末，内注五脏六腑，以应刻数焉。"血的生化营运正常则血脉流畅，病不得生。若因气滞、寒凝、气虚、热灼等使血液黏稠、凝聚、外溢，则会出现妇科诸病，如血证、痛证、月经不调、经闭、不孕、肿块等。治疗总法为活血化瘀，同时依据寒热、虚实选方用药：气滞血瘀者，宜行气化瘀，用桃红四物汤加香附、乌药等；气虚血瘀者，宜补气化瘀，用疗儿散；寒凝血瘀者，宜温经化瘀，用《医林改错》少腹逐瘀汤；热灼血瘀者，宜清热化瘀，用《医林改错》膈下逐瘀汤加黄柏、连翘；血瘀崩漏者，宜逐瘀止崩，用傅氏逐瘀止崩汤；血瘀癥瘕者，宜化瘀消癥，用桂枝茯苓丸；等等。

（六）清热凉血

热邪入血，热伏冲任，迫血妄行，致月经先期、月经过多、崩漏、经行吐衄等病，治当清热凉血，方选芩连四物汤、清热固经汤等；热炽成毒，致崩中漏下、带下杂色、阴肿秽臭，治当凉血、清热、解毒，方选银翘红酱解毒汤。

热为阳邪，易伤阴血，故在清热剂中配伍养阴之品。用寒凉之剂点到为止，勿使过之，以免损伤正气。

（七）温经散寒

寒分实寒、虚寒。

实寒者，寒邪客胞，血为寒凝，阻滞冲任，致经、带、胎、产诸疾，治宜温经散寒，方选艾附暖宫丸。夹瘀者，选《医林改错》少腹逐瘀汤。

虚寒者，阳气衰微，失于温煦，寒自内生，致经、孕、产、乳诸疾，治宜温阳补虚，方选《金匮要略》温经汤加附子。

（八）利湿化痰

湿分寒湿、湿热、痰湿。

寒湿者，水湿停滞，伤阳阻阳，治宜温化水湿，方选苓桂术甘汤、茯苓导水汤；湿热者，湿郁日久，蕴而化热，治宜清热利湿，方选萆薢渗湿汤、止带汤；痰湿者，脾肾两虚，运化无力，聚湿成痰，流注胞宫、胞脉、胞络，致虚胖、不孕、带下诸疾，治宜补脾益肾、燥湿化痰，方选苍附导痰汤、涤痰汤等加菟丝子、淫羊藿、白术等。

第二章　月经病

月经的生理功能受阴阳、气血消长转化之客观规律影响，受肝、脾、肾之精血（"地气之所生也"）影响，使天癸得养，冲任得充，其用藏而时泄。月经一旦失常，就应根据月经不同时期的特点采取针对性的治疗措施：经后（卵泡期），血海空虚，阴气渐长，治当滋阴养血为主，以促卵泡成熟；经间（排卵期），阴极阳生，阴阳转化，治当温阳通络，以促卵子排出；经前（黄体期），阳气旺盛，血海充盈，治当滋阴清热，稍佐温阳，以助黄体健全；经期（溢泄期），排务畅尽，阳极转阴，治当因势利导、活血调经。

秦老根据多年临床经验，自拟月经病循经施治歌如下：

经前温肾黄体健，四物二仙巴戟天；

经期顺势经畅行，归芎乌附益桃红；

经后阴生血海空，归芍地萸菟黄精；

经间温阳卵排顺，盆戟路皂附留行。

说明：经前常用四物汤合二仙汤加巴戟天等药物；经期常用当归、川芎、乌药、香附、益母草、桃仁、红花等药物；经后常用当归、白芍、熟地、山萸肉、菟丝子、黄精等药物；经间多用覆盆子、巴戟天、路路通、皂角刺、香附、王不留行等药物。

秦老认为，女性受内因、外因、不内外因的影响，导致冲任损伤，出现月经诸疾的病因病机，可以选择《妇科心法要诀》所述的相关内容加以阐明。①内因经病："妇人从人不专主，病多忧忿郁伤情，血之行止与顺逆，皆由一气率而行"。②外因经病："天地温和经水安，寒凝热沸风荡然，邪入胞中任冲损，妇人经病本同参"。③不内外因经病："血者水谷之精气，若伤脾胃何以生，不调液竭血枯病，合之非道损伤成"。秦老认为，《妇科心法要诀》对月经病病因病机的概括言简意赅，指导临床足矣。

秦老认为，治病必求其本（本于阴阳），谨察阴阳所在而调之，以平为期。同时认为，欲治女性病，莫忘肝、脾、肾。具体地讲，即在辨明阴阳、表里、寒热、虚实、痰湿、瘀血、在脏在腑等前提下，分别予以寒者热之、热者寒之、虚者补之、实者泻之、滞者行之、瘀者破之、亢者潜之、陷者举之等治疗法。月经病应以补脾益肾、疏肝平肝、调理气血冲任为主要法则。女性属阴，以血为本，在治疗月经病的过程中，不少医者以四物汤为基础方，这与《医宗金鉴》所论"妇人血病主四物，归芎白芍熟地黄。血瘀改以赤芍药，血热易用生地黄"是相符的。在四物汤的基础上，据证加减，灵活应用，效如桴鼓。秦老告诫我们：

气虚多选参芪草，理气乌附切莫少；

调补冲任须牢记，调肝脾肾莫忘了。

一、月经先期

（一）概说

月经先期是指月经周期提前 1 周以上，甚者十天半月一潮，且连续 3 个周期以上者，或称"月经赶前"。

月经先期的主要病因为热与虚，月经先期常伴有全身血热或气虚症状，所以临证除了解月经的周期、经期、经量、经色、经质、气味外，尚须四诊合参，全面审症求因，方可方证对应。如周期仅提前三五日，或偶见 1 次，且无明显的全身症状，则不以月经先期论治。

另外，月经先期应与经间期出血加以鉴别。经间期出血一般发生在正常月经周期的第 12 ~ 16 日（排卵期），出血量较少，或仅带中夹血，出血时间较短，有的仅数小时，或 1 ~ 3 日，且在血中无夹杂脱落的子宫内膜，也不一定每月出现。

（二）病因病机

月经先期的病因不外乎内因、外因、不内外因。病机是热与虚，热则迫血妄行，血海不宁，经血行得快而早至；虚则气虚失摄，冲任不固，提摄无力而早至。细分之，热又有实热、虚热、肝经郁热之分；虚又有气虚、肾虚之别。

（三）辨证论治

1. 辨证要点

月经先期的辨证应抓住月经周期、经期、经量、经色、经质、气味的变化，并结合全身的形、气、色、脉进行综合分析。秦老将月经先期的辨证要点概括如下：

气虚先多质稀淡，脉软形虚面白黄；

血热先多稠深红，烦热面赤脉滑频；

肝热先赤行不畅，烦怒乳胀脉数弦；

虚热先少色淡红，五心烦热脉细频；

肾虚量少暗淡稀，腰酸骨软尺沉虚。

秦老还常将《妇科心法要诀》有关月经的色泽、气味、先后、多少等内容，用来指导临床实践，用之得心应手。月经的色泽方面，"血从阳化色正红，色变紫黑热之征，黄泔淡红湿虚化，更审瘀块黯与明"；月经的气味方面，"热化稠黏臭必秽，寒化清澈臭则腥，内溃五色有脏气，时下而多命必倾"；月经的先后方面，"经来前后为愆期，前热后滞有虚实"；月经的多少方面，"淡少为虚不胀痛，紫多胀痛属有余"。

2. 论治要点

《妇科心法要诀》关于月经先期治疗的论述如下："先期实热物芩连，虚热地骨皮饮丹，血多胶艾热芩术，逐瘀桃红紫块黏，血少浅淡虚不摄，当归补血归芪先，虚甚参芪圣愈补，热滞姜芩香附延，逐瘀芎归佛手散，又名芎归效若仙。"秦老将月经先期论治要点概括为："先期责热不忘虚，固冲清热并补虚。"正如《景岳全书》所言："先期而至虽曰有火，若虚而夹火，则所重在虚，当以养营安血为主，矧亦有无火而先期者，则或补中气或固命门，皆不宜过用寒凉也。"实热者，宜清热凉血；虚热者，重在补虚，当滋阴安血；肝热者，须清肝解郁；气虚者，宜补中提摄；肾虚者，宜补肾安胞。临证尚需辨证审因，灵活施治，或心脾同治，或脾肾双补。火之甚者，清热凉血，宜暂勿久，勿犯假火作真、虚火作实之戒。

3. 常见证治

（1）实热证：

主症：先多红紫质黏稠，烦热面红脉滑数。

治法：清热凉血调经。

方药：傅氏清经汤加黄芩、生地、地榆、槐花。

（2）虚热证：

主症：先少色红质偏淡，五心烦热脉细数。

治法：滋阴清热调经。

方药：傅氏两地汤加女贞子、旱莲草、熟地。

（3）肝热证：

主症：先赤多少行不畅，烦怒乳胀脉数弱。

治法：清肝解郁、凉血调经。

方药：丹栀逍遥散加沙参、生地。

（4）气虚证：

主症：先期稀淡多或少，脉软形衰舌淡薄。

治法：补气摄血调经。

方药：补中益气汤加熟地、黄精、仙鹤草。

4. 知常达变

（1）月经先期兼见头晕耳鸣、腰膝酸软，为肾气不足，虚火内扰，治当滋补肾精，选六味地黄汤加黄精、女贞子、桑葚、龟板胶、益智仁。

（2）月经先期兼见失眠多梦、心悸气短，为心脾两虚，气不摄血，治以补益心脾、固护冲任，选归脾汤加山萸肉、五味子、海螵蛸、益智仁。

（3）月经先期兼见少腹痛坠、黄带臭浊、便秘尿赤，为湿热壅滞下焦，治当清利湿热，选安徽名老中医张琼林《临证碎金录》方——红藤六妙散加金银花、蒲公英、柴胡、香附、赤芍。

（4）月经先期，色淡暗质稀，尿频失禁，腰骶酸痛，舌淡嫩滑，脉沉尺弱，为脾肾阳虚，治当补脾益气、助肾固阳，选肾气丸加鹿角胶、菟丝子、巴戟天、益智仁、杜仲、金樱子。

（四）验案举例

案1

雷某某，女，32 岁，山西省代县人。

初诊：2017 年 11 月 15 日。患者生育 2 子，平素月经 1 月 2 行。近 1 年多来，经量偏多，色鲜红，夹血块，质黏稠，伴经期小腹痛，面红赤。舌尖红，苔黄，脉滑略数。昨日 B 超显示：子宫附件未见明显异常。

诊断：月经先期。

辨证：实热证。

治法：清热凉血调经。

方药：傅氏清经汤加味。

处方：地骨皮 20 克、炒白芍 15 克、牡丹皮 10 克、茯苓 15 克、熟地 15 克、青蒿 10 克、黄柏 10 克、黄芩 12 克、生地 15 克、地榆 15 克。7 剂，每日 1 剂，水煎服。

二诊：2017年11月23日。患者面红赤减轻，胃脘痞闷，腰困。舌尖红，苔薄白，脉细数。

处方：上方去黄芩，加山楂10克、陈皮10克、桑寄生20克、川断15克、益母草15克。7剂，3日2剂，水煎服。

患者2018年2月16日陪其母来看胃病，告知上诊后月经正行3次，分别为2017年12月6～10日、2018年1月8～13日、2018年2月8～13日，量可，色正，无痛经。

案2

孙某某，女，45岁，山西省原平市人。

初诊：2016年8月5日。患者生育2子，既往健康，平素月经20～23日1行，经期3～4日。2年多来，患者月经量极少，色红，腹无苦，腰困，头晕，身内热，口干咽干，大便干。舌质红，苔少有裂纹，脉细数。末次月经2016年8月1～3日。

诊断： 月经先期。

辨证： 虚热证。

治法： 滋阴清热调经。

方药： 傅氏两地汤加味。

处方：炒白芍15克、元参15克、生地15克、地骨皮15克、阿胶（烊化）10克、麦冬15克、女贞子20克、旱莲草20克、熟地15克、川断15克、桑寄生15克。7剂，每日1剂，分2次温服。

二诊：2016年8月14日。患者口干减轻，大便润畅。处以上方加益母草15克、山楂10克。7剂，服法改为3日2剂，水煎服。

三诊：2016年8月30日。末次月经2016年8月26～28日。经量较前增，色红，腰困减轻，身内热消失。近日患者头晕耳鸣，尿频夜甚。此乃肾气不足，虚火内扰，处以六味地黄汤合傅氏两地汤加味。处方：熟地15克、山药15克、山萸肉15克、牡丹皮10克、泽泻10克、茯苓10克、炒白芍15克、元参12克、生地15克、地骨皮15克、阿胶（烊化）6克、麦冬15克、女贞子20克、黄精15克、益智仁10克、益母草10克、川断15克、桑寄生20克。10剂，2日1剂，水煎分4次温服。

四诊：2016年10月2日。末次月经2016年9月24～28日。经量适中、色正，诸症明显减轻。处以上方2剂，共研细末，炼蜜为100丸，每日早、晚各服1丸，以巩固疗效。

案3

赵某某，女，38岁，山西省宁武县人。

初诊：2015年7月8日。患者生育3子。既往有乳腺增生病史。平素月经15～23日1行，经期3～8日。半年来，患者月经量或多或少，行而不畅，色红黯，经前三四日小腹胀痛，乳憋胀，心烦易怒，口干苦，面起粉刺疙瘩。舌质红，苔黄燥，脉弦数。末次月经7月3～6日。B超显示：子宫附件未见明显异常。

诊断：月经先期。

辨证：肝热证。

治法：清肝解郁、凉血调经。

方药：丹栀逍遥散加味。

处方：牡丹皮 15 克、炒栀子 10 克、当归 15 克、生白芍 15 克、柴胡 15 克、白术 10 克、茯苓 10 克、甘草 6 克、薄荷 3 克、生姜 3 片、沙参 15 克、生地 15 克、香附 15 克、蒲公英 20 克、瓜蒌 15 克、浙贝母 15 克。7 剂，每日 1 剂，分 2 次温服，水煎服。

二诊：2015 年 7 月 17 日。患者经水未潮，情绪平稳。处以上方加益母草 15 克。7 剂，3 日 2 剂，水煎服。

三诊：2015 年 7 月 29 日。末次月经仍提前，于 2015 年 7 月 23～25 日行，量少不畅。近 3 日，患者因情志不遂，饮食不节，出现两胁胀痛，带下多，色黄，质稠，尿黄赤，大便黏滞不畅、不尽。此乃肝郁化热，湿热下注，治以清肝解郁、清热利湿。方选丹栀逍遥散合红藤六妙散加味。处方：牡丹皮 15 克、炒栀子 10 克、当归 12 克、生白芍 15 克、柴胡 15 克、白术 10 克、茯苓 10 克、甘草 6 克、红藤 30 克、败酱草 30 克、苍术 15 克、黄柏 15 克、生薏仁 30 克、金银花 15 克、蒲公英 20 克、香附 15 克、赤芍 15 克、浙贝母 15 克、夏枯草 20 克。15 剂，每日 1 剂，分 2 次温服，水煎服。

四诊：2015 年 9 月 5 日。末次月经准时于 2015 年 8 月 23～28 日行，经量适中、色正，诸症明显减轻。处以初诊方 10 剂，服法改为 2 日 1 剂，以巩固疗效。

半年后患者电话告知，月经按月而行，诸症皆除。

案 4

刘某某，女，43 岁，山西省神池县人。

初诊：2013 年 3 月 8 日。患者生育 1 子。既往体偏弱。近两年来患者月经提前而至，甚或半月 1 行，经期 5 ~ 10 日，量或多或少，色淡红，质稀，腰腹无苦。今行经第 7 日，伴身倦软，面白黄，纳差，大便溏，动则气短汗出。舌体大，有齿痕，苔薄白，脉虚弱。1 个月前妇科诊断：子宫脱垂Ⅱ度。

诊断：月经先期。

辨证：气虚证。

治法：补气摄血调经。

方药：补中益气汤加味。

处方：党参 20 克、黄芪 30 克、白术 10 克、当归 6 克、陈皮 10 克、炙甘草 6 克、升麻 6 克、柴胡 6 克、熟地 15 克、黄精 15 克、仙鹤草 60 克。5 剂，每日 1 剂，分 2 次温服，水煎服。

二诊：2013 年 3 月 13 日。患者服上方药 2 剂后，血止经净，余症同前。处以上方去仙鹤草，加山药 15 克、山萸肉 15 克、枸杞 15 克、菟丝子 30 克、女贞子 20 克、枳壳 20 克、五倍子 5 克。10 剂，每日 1 剂，水煎服。

三诊：2013 年 4 月 1 日。末次月经 3 月 24 ~ 29 日，经量增，色淡红，精神增，纳好转，但头晕，入睡困难，尿频，甚则失禁，身畏冷。此乃气虚血亏，脾肾阳虚。治当补气摄血、温养脾肾。处以补中益气汤合归脾汤、肾气丸加减化裁。处方：黄芪 30 克、党参 20 克、白术 10 克、当归 6 克、升麻 6 克、柴胡 6 克、茯神 15 克、炙甘草 6 克、炒枣仁 15 克、元肉 6 克、熟地 15 克、山药 15 克、山萸肉 15 克、菟丝子 30 克、巴戟天 10 克、鹿角胶（烊化）6 克、焦杜仲 12 克、熟附子（先煎）6 克。10 剂，水煎服，2 日 1 剂。

患者连续服用上方 2 个月后，月经基本正常，身体状况良好。

二、月经后期

（一）概说

月经周期推迟 7 日以上，甚至四五十日 1 行，且连续 2 个月经周期以上者，称"月经后期"或"经期推后"，也称"经迟"。如偶见 1 次月经延期，下次又恢复正常，或发生在青春期初潮后数月内，或更年期有延后，一般不作病论。对于婚后育龄期的女性应当注意排除早孕。若以往月经正常，当月月经延后，一定要排除妊娠。如伴有阴道出血、小腹疼痛，应排除妊娠出血，这一点很重要。

（二）病因病机

月经后期，历代医家多从"寒"立论，如《普济本事方》说："盖阴气乘阳，则胞寒气冷，血不营运……故令乍少，而在月后。"也有从"阴火"立论者，如《景岳全书》说："其有阴火内灼，血本热而亦每过期者，此水亏血少，燥涩而然。"还有从"血虚"立论者，如《丹溪心法》说："过期来，乃是血虚。"

秦老认为，凡月经后期都有一个"不通"的概念，然而不通又分虚而不通和实而不通，前者当补而通之，后者当行而

— 34 —

通之。虚者，常见肝肾亏损，精血虚少，或脾胃气虚，化源不足，二者皆使冲任亏虚，血行不畅，血海不能按时满溢。实者，常见肝气郁滞，冲任瘀阻；或痰湿阻滞，胞脉不畅；或寒入于胞，血为寒滞，使冲任阻滞，血行不畅，血海不能如期满溢。

（三）辨证论治

1. 辨证要点

月经后期是以连续 2 个月以上、周期超过 7 日以上为诊断依据，以月经的周期、经量、经色、经质及全身的形、气、色、脉为辨证依据。秦老临证对月经后期的辨证常依《妇科心法要诀》中的论述为指导："经来前后为愆期，前热后滞有虚实，淡少为虚不胀痛，紫多胀痛属有余""多清浅淡虚不摄，稠黏深红热有余，兼带时下湿热秽，形清腥秽冷湿虚"。月经后期临床常见的证候主要有血寒、虚寒、血虚、气滞、痰湿等 5 种。

2. 论治要点

既然月经后期的共性是"不通"，总的论治要点就是"通"。然而通又有虚实、寒热之别：实者行而通之，虚者补而通之；寒者温而通之，热者清而通之。秦老根据古人的论述，采纳众医的经验，结合个人的临床实践，创制了一组通经套方，方歌如下：

后期宜通补行分，疏养温清以调经；

主方四物益附丹，气虚参芪药杜仲；

血虚生地阿麦冬，气滞柴胡乌木青；

血瘀失笑与桃红，痰湿茯苓半夏星；

血寒莪桂与干姜，虚寒附子艾炮姜。

说明：治疗月经后期的主方用四物汤加益母草、香附、丹参；气虚加党参、黄芪、山药、杜仲；血虚加生地、阿胶、麦冬；气滞加柴胡、乌药、木香、青皮；血瘀合失笑散加桃仁、红花；痰湿加茯苓、半夏、胆南星；血寒加莪术、肉桂、干姜；虚寒加附子、艾叶、炮姜。

临证单一证候出现者有之，数证并见者亦不少见，治当分辨主次，相兼施治。月经后期的病情错综复杂，需详加审慎，变通加减，不可拘泥一方。

3. 常见证治

（1）气滞证：

主症：后少不畅胀过痛，胸胁不快脉弦沉。

治法：理气调经。

方药：《医宗金鉴》加味乌药汤加当归、赤芍。

（2）血寒证：

主症：后少黯瘀腹冷痛，其痛喜热脉沉紧。

治法：温经散寒调经。

方药：《医林改错》少腹逐瘀汤加香附。

（3）虚寒证：

主症：后少清淡腹绵痛，畏冷舌淡脉弱沉。

治法：扶阳祛寒调经。

方药：《沈氏尊生书》艾附暖宫丸加附子、炮姜。

（4）血虚证：

主症：后少色淡肤不荣，脉细唇面爪不荣。

治法：补血调经。

方药：《景岳全书》大补元煎。

（5）痰湿证：

主症：后少淡黏带下多，胖胀怠惰苔腻者。

治法：健脾化痰、涤痰通经。

方药：《叶天士妇科》苍附导痰汤加当归、川芎。

4. 知常达变

月经后期除上述常见证候需要掌握外，还有一些相兼证候也须掌握。

（1）月经后期，经量多，少腹冷痛，口干肤燥，手心热等。此胞虚寒瘀，气阴俱虚，选《金匮要略》大温经汤为主方进行治疗。

（2）月经后期，经量多，经色暗，脉缓尺弱。此肝、脾、肾俱虚，选傅氏温经摄血汤为主方进行治疗。

（3）月经后期因血气凝滞而胀痛者，用过期饮；月经后期无胀痛者，用双和汤、圣愈汤或人参养荣汤，补而通之。《妇科心法要诀》说："过期血滞物桃红，附莪桂草木香通，血虚期过无胀热，双和圣愈及养荣。"

过期饮中，桃红四物活血化瘀，香附、莪术、木香、木通行气通经，桂枝、甘草通阳温运。全方行气之滞，破血之瘀，行而通之。

（4）多囊卵巢综合征，常见月经后期，甚者经闭，部分女性伴体胖多毛、多脂粉刺，此病较难治，也是临床常见的病证。秦老根据前人经验，结合自己的临床实践，创制了一首治疗多囊卵巢综合征的经验方，临床运用，效果显著，并编成歌诀以供读者记忆（详见第六章中多囊卵巢综合征相关内容，此不赘述）。

（5）月经后期，甚则经闭伴溢乳者（高泌乳血症）。治疗时应在辨证用药时加入生麦芽、川牛膝、香橼、柴胡。

（四）验案举例

案1

黄某某，女，31岁，山西省定襄县人。

初诊：2011年5月30日。患者3年前首胎孕至50日停育，行人流术，此后再未孕。月经40～50日1行，经期5～7日，量多，色暗夹块，伴小腹疼痛冷胀，甚则恶心吐泻。平素四肢末梢发凉，腰困身倦，口干，肌肤粗糙不荣。末次月经2011年4月10～15日。舌质淡暗，苔薄白，脉沉细弱。测早孕试纸结果为阴性，欲调经助孕。

诊断：月经后期。

辨证：冲任虚寒夹瘀，气血两虚。

治法：温经散寒、养血祛瘀。

方药：大温经汤合《医学衷中参西录》寿胎丸加减。

处方：吴茱萸10克、当归10克、川芎6克、赤芍15克、牡丹皮6克、生姜6克、麦冬10克、半夏10克、党参12克、炙甘草6克、阿胶（烊化）6克、桑寄生30克、川断15克、菟丝子20克、益母草15克、乌药12克。10剂，每日1剂，水煎，分2次温服。

二诊：2011年6月12日。患者上诊后，于2011年6月5～10日行经，经量适中，色黯，夹小瘀块，痛经明显减轻，吐泻未作，余症同前。治宜经后养血补阴为主，佐以温经散寒。处方：上方吴茱萸改为6克，加熟地15克、女贞子20克、紫石英30克。10剂，3日2剂，水煎服。

三诊：2011年7月10日。末次月经7月9日来潮，诸症平稳。处以上方10剂，经后2日1剂，水煎服。

患者连续服用3个月经周期后，月经基本正常，诸症平复，于2012年顺产1名健康男婴。

案2

陈某，女，28岁，山西省岚县人。未婚。

初诊：2015年6月8日。患者平素月经延期而至，严重时50～60日1行，经量少，色淡暗，夹血块，小腹冷胀痛剧，块下痛减，伴有头痛，经前1周乳胀痛，经后缓解，面色淡暗少华，睡眠欠佳，着凉易泻。舌质暗，有瘀斑，苔薄白、水滑，脉沉涩。末次月经2015年4月28日～5月3日。

诊断：月经后期、痛经。

辨证：寒凝血瘀，肝郁气滞。

治法：活血祛瘀、温经止痛，佐疏肝调经。

方药：《医林改错》少腹逐瘀汤加味。

处方：当归15克、川芎6克、赤芍12克、小茴香5克、元胡10克、没药5克、干姜5克、肉桂5克、蒲黄（包）10克、五灵脂（包）10克、香附12克、益母草15克、川牛膝

15 克、柴胡 12 克。5 剂，每日 1 剂，水煎，分 2 次温服。

二诊：2015 年 6 月 18 日，患者上诊后，于 2015 年 6 月 13～17 日行经，经量较前增多，疼痛明显减轻，但精神欠佳，面白少华，入睡困难。处以上方去川牛膝，加黄芪 20 克、党参 15 克、炒酸枣仁 15 克、莲肉 20 克。10 剂，2 日 1 剂，水煎，分 4 次温服。

三诊：2015 年 7 月 20 日。患者服药尽剂，末次月经 2015 年 7 月 15～18 日，经量适中，经色黯，未见大血块，疼痛轻微，乳胀痛未作，睡眠改善，小腹仍有冷胀不适感，面白少华。处以艾附暖宫丸加味，以理气补血、暖宫调经。

患者连续治疗 3 个月经周期。2016 年 2 月患者来电话告知秦老：月经按月而行，无明显不适，2015 年 9 月结婚，现已怀孕 3 个月。

三、月经先后无定期

（一）概说

月经不按周期来潮，或先或后，或断或续，相差大于 7 日以上，且连续 3 个月以上者，称"月经先后无定期"，或称"经乱"。

月经先后无定期，一般经量不多，经期不长，若经量过多，或经期过长，常发展为崩漏。

早在宋元明时期，许多医家就对月经先后无定期进行了颇有见地的论述。这些医家中，张景岳的见解最受后世医家推崇。张景岳在《景岳全书》中，将"经乱"分为血虚经乱和肾虚经乱，并详细论述了"经乱"的病因病机、治疗方药、善后调养等，为后世医家论治月经先后无定期提供了法则。

（二）病因病机

因女性有经、孕、产、乳等特有的生理功能，加之家庭负担过重，社会压力过大，致使精血耗伤的概率增加。肾藏精、肝藏血，所以女性既以肾为先天，又以肝为先天。肝体阴而用阳，体阴不足则用阳易郁易亢，故女性情感波动较男性更为明显。肝为肾之子，子病及母，常见肝肾同病。郁怒伤肝则肝气郁结，思忧伤脾则脾失健运，惊恐伤肾则肾精亏损，肝、脾、肾三脏与冲、任、胞宫的关系密切，故致冲任失调，胞宫藏泄紊乱，而致月经先后无定期。

（三）辨证论治

1. 辨证要点

月经先后无定期的辨证要点，除月经周期紊乱外，还应结合月经的量、色、质及全身的形、气、色、脉综合分析。秦老将月经先后无定期的辨证要点概括为：

多少块黯腹胁胀，多为肝郁体用伤；

少淡质清腰膝酸，多为肾虚精失藏；

倦怠少气多久淡，多属脾虚统失常。

2. 论治要点

月经先后无定期的治疗以补肾、健脾、疏肝为要。秦老将月经先后无定期的论治要点概括为：

经期先后责三脏，脾虚参苓白术散；

肾虚景岳固经汤，肝郁逍遥菟地参；

无忘傅氏定经汤，重补脾肾佐疏肝。

3. 常见证治

（1）肾虚证：

主症：紊乱稀暗少薄淡，腰膝酸楚尺虚软。

治法：补肾固冲。

方药：固阴煎加人参、熟地、山药、山萸肉、菟丝子、炙甘草。

（2）脾虚证：

主症：紊乱稀淡多或少，食少倦怠脉缓弱。

治法：健脾益气。

方药：参苓白术散去薏苡仁，加当归、黄芪。

（3）肝郁证：

主症：块黯烦郁行不畅，胁乳不快脉涩弦。

治法：疏肝理气、健脾调经。

方药：逍遥散加香附、陈皮、泽兰叶。

4. 知常达变

上述诸证，常见兼证：

（1）兼血虚者，加党参、阿胶、熟地。

（2）兼血热者，加牡丹皮、生地、水牛角。

（3）兼郁热者，加牡丹皮、栀子、竹茹。

（4）兼血瘀者，加益母草、丹参、蒲黄（包）。

（5）兼肾阴虚，加熟地、女贞子、龟板胶。

（6）兼肾阳虚，加附子、肉桂、故纸（补骨脂的别名，下同)。

(7)若肝、脾、肾同病而肝气郁结者,选傅氏定经汤,以补肝肾之精血,健脾土之运化,疏肝经之气郁。临床使用傅氏定经汤时最好遵循原方剂量,据情加味,效果更佳。

(四)验案举例

吴某,女,38岁,贵州人,现移居山西省原平市。

初诊:2018年6月3日。患者生育2子。近1年来月经紊乱,或20日左右1行,或40~50日1行,经期3~5日,经量偏少,色黯夹块,质稀,伴少腹及乳房胀痛,善太息,头晕耳鸣,腰膝酸软。舌质淡,苔薄白,脉沉弦。末次月经2018年5月10~14日。

诊断:月经先后无定期。

辨证:肾虚肝郁。

治法:补肾疏肝、解郁调经。

方药:傅氏定经汤加味。

处方:熟地15克、当归30克、菟丝子30克、炒白芍30克、山药15克、茯苓9克、柴胡3克、黑芥穗6克、香附10克、党参12克、丹参15克、益母草10克。7剂,每日1剂,水煎,分2次温服。

二诊:2018年6月11日。患者经水未至,余症同前。处以上方加川牛膝10克、红花3克、泽兰叶6克。5剂,每日1剂,水煎,分2次温服。

三诊:2018年6月21日。患者服用上方药3剂后,于2018年6月14~18日行经,经量稍增,较前畅行,胀痛缓解,大便稀溏，胃中嘈杂不适。上方加白术 12 克、焦山楂 15 克、故纸 10 克。7 剂，3 日 2 剂，水煎服。

此后，患者月经于 2018 年 7 月 12 ~ 16 日正行。秦老嘱咐患者改汤药为中成药逍遥丸、参苓白术散、左归丸以善后。秦老随访患者半年，患者月经大致正常，诸症消失。

四、月经过少

（一）概说

月经过少是指月经周期基本正常，经量明显减少，或经期缩短为 1 ~ 2 日，甚或点滴一见者，或称"经水涩少"。临床上，月经过少与人工流产、药物流产、滥用紧急避孕药等有很大关系，严重者可导致经闭、不孕。此外，月经过少还应排外早孕后之"激经"。

月经过少，现存文献中最早见于《诸病源候论·月经不调候》，书中谓"月经……乍少"。此后，历代医家，如刘河间、朱丹溪、王肯堂、武之望、唐容川、张景岳等，从病因病机、治疗方法等方面不断创新，逐渐丰富和发展了月经过少的证治内容。

（二）病因病机

月经过少有虚实两端，且虚多实少，或虚实并见。虚者化源不足，以阴亏、津耗、血虚、阳虚为主要病机；实者血流阻滞，以气滞血瘀、寒凝胞脉、痰阻经络为主要病机。

秦老常说："欲治妇人病，莫忘肝脾肾。"肾主藏精，为先天之本，其天癸始于父母，养于后天，肝主藏血，主疏泄，肝属乙木，肾属癸水，乙癸同源，精血互资，共为月经的物质基础。若精血匮乏，则血海空虚，无血可下，必成月经过少。

综上所述，秦老认为月经过少的病因：①先天不足，天癸衰少，冲任未健全，子宫发育不良；②大病、久病、术后耗伤气血，阴血亏虚，血海亏虚；③劳倦、思虑伤心脾，气血化生乏源，后天失养于先天；④房劳、惊恐伤肾，精亏液竭，天癸匮乏；⑤经产（月经、生产的合称，后同）出血过多，津血枯竭，血海血少；⑥形寒、饮冷，寒伤于阳，阳虚寒化，血滞不畅；⑦人流、药流损伤胞膜，功能失调；⑧忧思悲郁，气结气消，气滞血瘀。以上病因皆可伤及肝、脾、肾，致冲任虚损，血海或滞涩或空虚，最终出现月经过少。

（三）辨证论治

1. 辨证要点

月经过少以经量过少，甚至点滴一见为特点。辨别月经过少属虚、属实尚须依据月经的色、质及有无痛胀和整体的形、气、色、脉来综合判断。一般经色淡、质稀，小腹隐痛、空坠、喜按者为血虚；经色紫黑夹块，小腹胀痛、拒按者为血瘀；经少而色红或淡红，腰膝酸软，脉沉尺弱者为肾虚；经色淡红黏稠如痰，带多者为痰湿。还有经量逐渐减少者多属虚，突然减少者多属实。大凡月经过少虚多实少，即使为瘀滞亦多伴有虚的一面。

2. 论治要点

关于论治要点，秦老概括为三句话：以养为主少佐疏；适时补泻分段处；调治莫忘肝、脾、肾。所谓"养"，指滋养精血，补脾肾为主；所谓"疏"，指疏肝解郁、疏理气机，组方宜小，用量宜轻；肝、脾、肾调和则经血自足，精血充足则经量自增。所谓"分段处"，指根据月经周期不同阶段的阴阳盛衰转化规律和封藏、泄溢特点，因势利导地选择不同的治疗方法。临证还应注意，对月经过少切莫一味通经，妄投攻破，以免重伤气血，致经血难复。

此外，月经过少病程较长，治疗也不会短期成功，医患均不可急于求成。对于欲求嗣者，必须先坚持调经，经调再谈怀孕，否则即使通过促排卵或试管妊娠，也不可避免地会出现受精卵不着床，或流产，或死胎。即使怀孕亦必须坚持妊娠后养胎治疗。这类女性往往到处求医，久治不效，心急意乱，心理负担重，医生务必加强心理疏导，让患者建立信心和耐心，通过合理治疗，疗效会更好。

3. 常见证治

（1）血虚证：

主症：淡少质稀面痿黄，心悸头晕脉细软。

治法：养血调经。

方药：《证治准绳》滋血汤。

（2）肾虚证：

主症：经水量少色红淡，脉沉迟弱腰膝软。

治法：补肾养血调经。

方药：《景岳全书》归肾丸加仙茅、仙灵脾、巴戟天，以达阴阳互根之效。

（3）血瘀证：

主症：少黯夹瘀行不畅，块下痛减腹拒按。

治法：活血化瘀调经。

方药：桃红四物汤加阿胶、益母草、香附、乌药。

（4）痰湿证：

主症：少淡红褐黏如痰，脉滑体胖便不爽。

治法：化痰燥湿调经。

方药：苍附导痰汤加当归、骨碎补、紫石英、鸡血藤、菟丝子。

4. 知常达变

（1）《傅青主女科》有论："又有先期经来只一二点者，人以为血热之极也，谁知肾中火旺阴水亏乎……先期而来少者，火热而水不足也，……治之法不必泄火，只专补水，水既足而火自消矣，亦既济之道也，方用两地汤。"

（2）寒凝血滞者，经水涩少，暗而不畅，少腹冷痛，治当温经散寒，方选《沈氏尊生书》艾附暖宫丸或《金匮要略》温经汤。

临证需随症加减：①气虚加党参、白术、黄芪；②血虚加当归、阿胶、熟地；③阳虚加附子、故纸、覆盆子；④阴虚加百合、女贞子、地骨皮；⑤面斑加月季花、土元、凌霄花；⑥烦怒加柴胡、栀子、郁金；⑦腰痛加杜仲、川断、狗脊；⑧寒凝加附子、艾叶、肉桂；⑨腹胀加乌药、厚朴、枳壳；⑩经前加月季花、益母草、淫羊藿；⑪经后加菟丝子、熟地、枸杞；⑫经间加紫石英、巴戟天、路路通；⑬尿频失禁加山药、益智仁、故纸；⑭汗多加黄芪、牡蛎、浮小麦。

秦老将治疗月经过少的经验编成歌诀，以资后学，现介绍如下：

过少主养少佐疏，适时补泻分段处；

地枸首贞黄药菟，归芪藤蔚陈柴附。

经期顺势务畅净，成药少腹或血府；

经后半期养为主，菟巴二仙精地枸；

经前半期养兼活，覆菟淫巴月益母。

说明：经水过少方由熟地、枸杞、制首乌、女贞子、山萸肉、山药、菟丝子、当归、黄芪、鸡血藤、茺蔚子、陈皮、柴胡、香附组成；经期可服《医林改错》少腹逐瘀汤或血府逐瘀汤；月经后半期用菟丝子、巴戟天、仙茅、仙灵脾、黄精、熟地、枸杞；月经前半期服覆盆子、菟丝子、淫羊藿、巴戟天、月季花、益母草。

（四）验案举例

何某某，女，30岁，山西省偏关县人。

初诊：2016年10月3日。患者1年前产后大出血，此后月经30～35日1行，经期1～2日，量极少，甚则点滴一见，经色暗淡，小腹隐痛，喜温喜按，经前1周乳胀。患者平素面色灰暗，眼圈发黑，腰酸，带稀白偏多，精神不振，脱发多，颜面黄褐斑。末次月经2016年9月28日～29日。舌质淡，苔薄白，舌边齿痕，小瘀斑，脉沉细。B超显示：子宫内膜偏薄。实验室检查显示：卵巢功能下降。患者欲调经助孕。

诊断：月经过少。

辨证：肾虚肝郁，气血两亏。

治法：补肝肾、益气血，佐以疏肝。

方药：经水过少方加减。

处方：熟地 20 克、枸杞 15 克、制首乌 15 克、女贞子 15 克、山萸肉 15 克、山药 15 克、菟丝子 20 克、黄芪 20 克、当归 10 克、川芎 6 克、丹参 15 克、鸡血藤 20 克、柴胡 10 克、香附 12 克、茺蔚子 10 克、川断 15 克、狗脊 15 克、艾叶 8 克、淫羊藿 15 克、紫石英 20 克。10 剂，每日 1 剂，水煎分 3 次温服。

二诊：2016 年 10 月 18 日。患者服药尽剂，腰酸困减轻，带下减少，面色较前好，此时为月经前半期，当补阳活血。上方加巴戟天 10 克、益母草 15 克。10 剂，每日 1 剂，水煎分 3 次服。秦老嘱咐患者，经期口服中成药少腹逐瘀颗粒，每日服 2 次，按说明书剂量减半服用。

三诊：2016 年 11 月 5 日。患者上诊后月经于 2016 年 10 月 29 ~ 31 日行，经量较前略增，腹痛未作。初诊方加月季花 10 克、土元 6 克，以疏肝活血、消斑。10 剂，服法改为 3 日 2 剂，水煎服。

患者经随症加减治疗 5 个月后，经量、经色、周期大致正常，精神增，气色红润，情绪平稳，脱发止，黄褐斑消退大半。秦老嘱咐患者，避免熬夜，调节饮食，适当运动。1 年后秦老随访，患者顺产 1 子。

五、月经过多

（一）概说

月经过多是指月经周期正常，经量明显增多（大于80毫升），经期正常或延长。月经过多可与月经先期并见，严重者可发展为崩漏，应及时治疗。

西医妇科病中的青春期无排卵性功血（功能失调性子宫出血，简称"功血"）、育龄期有排卵性功血、更年期无排卵性功血，以及子宫肥大、子宫肌瘤、子宫内膜炎、子宫内膜异位症、放置节育环后月经过多等，都可按月经过多进行辨证治疗。

古代中医对月经过多早有论述。张仲景在《金匮要略》中将月经过多描述为"月水来过多"；《圣济总录》将月经过多描述为"室女经水过多，连绵不绝……"。刘河间则在《素问病机气宜保命集》中明确提出"经水过多"的病因病机为阳盛实热，应治以清热凉血，辅以养血调经。刘河间说："治妇人经水过多，别无余证，四物内加黄芩、白术各一两。"朱丹溪在《丹溪心法》中将月经过多的病因病机分为血虚、血热、痰多，并有相应的治疗方药。明清医家对月经过多的阐述渐趋完善，王肯堂在《证治准绳》中说："经水过多为虚热，为气虚不能摄血。"吴谦等人在《妇科心法要诀》中依据经血的色、质、气味辨别病机的虚实、寒热，秦老将其总结为："多清浅淡虚不摄，稠黏深红热有余，兼带时下湿热秽，形清腥秽冷湿虚"。傅山在《傅青主女科》中将"经水过多"作为一个病证进行论治，为后世开了先河。

秦老博览群书，取众家之长，在治疗月经过多时，以补虚调经、清热调经、祛瘀调经为法，多法互参，主次分明，将不同的月经阶段分别辨治，取得了较好疗效。

（二）病因病机

月经过多的病因病机可概括为虚、热、瘀3个方面，虚则脾气虚弱，统摄无力；热则迫血妄行，血海泻溢；瘀则瘀血阻滞，血不归经。

临证时，我们应首先分辨患者的月经过多是功能性的，还是器质性的。功能性的月经过多，应从脾肾气虚或火热内迫进行辨治；器质性的月经过多，应从虚瘀并存进行辨治，或按照月经周期不同阶段的藏泄功能和阴阳转化特点进行辨治。

（三）辨证论治

1. 辨证要点

月经过多的辨证重在月经色、质的变化，并结合月经的周期、经色、经质、气味，以及全身之形、气、色、脉。

临床上，秦老一般依据《妇科心法要诀》"多清浅淡虚不摄，稠黏深红热有余""紫黑块痛属瘀血"对月经过多进行辨证。

秦老认为，对月经过多进行辨证时，应结合女性不同年龄阶段的生理、病理特点：一般来说，青春期重在肾（冲任未完善，虚火易妄行）；育龄期重在肝（肝郁、肝热、肾虚、冲脉失调）；更年期重在脾肾（脾肾俱虚、冲任渐衰竭）。同时，还应考虑月经周期不同阶段的生理特点：一般来说，经期，既要因势利导，务使畅尽，又要注意勿使出血过多，耗气伤血；经后，由阳转阴，阴亏血少，血海不盈；经前，由阴转阳，临近经期，阴充阳足。

总之，对月经过多进行辨证时，应充分考虑女性不同年龄段的生理、病理特点和月经周期不同阶段生理、治疗特点，以及病情的缓急，全身、局部的症状。

2. 论治要点

月经过多，首辨病性，是热，是虚，还是瘀。气虚者，补气摄血固冲；血热者，清热凉血止血；血瘀者，活血化瘀止血。同时还应根据患者的具体情况，采用补消并用，或清补结合，或清消相伍的方法。应注意：主次分明、轻重有别。需注意：运用耗气行血方药过多、过久易伤正气，故在澄源治本的基础上治疗时，勿忘安冲固冲。青春期，治重在肾，治以补肾护冲，养血清热；育龄期，治重在肝，治当滋肝疏肝，兼顾脾肾；更年期，治重在脾肾，治宜温补脾肾、固养冲任。经期，因势利导、通补兼施；经前，补消并用、清补结合；经后，滋补阴精、益气养血。勿忘"塞流""澄源""复旧"三法的应用。急则止血，防脱为主；缓则求因，治本为安。秦老强调：辨证须审因，热虚瘀定性，补消清定法，主次宜分明，方证当对应。

3. 常见证治

（1）气虚证：

主症：倦怠懒言腹空坠，多清稀淡脉弱细。

治法：补气摄血固冲。

方药:《景岳全书》举元煎加海螵蛸、茜草炭、贯众炭、仙鹤草、赤石脂、故纸、五倍子。

（2）血热证：

主症：鲜红深红多黏稠，烦渴舌红脉滑数。

治法：凉血清热止血。

方药:《景岳全书》保阴煎加地榆、槐花、金银花炭。

（3）血瘀证：

主症：多长紫黯块不畅，脉涩舌瘀痛拒按。

治法：活血化瘀止血。

方药：失笑散加海螵蛸、茜草、当归、川芎、三七粉、益母草、血余炭。

4. 知常达变

除上述所列病证外，尚有一些病证在临床上也常见到：

（1）痰湿:《丹溪心法》认为，月经过多有痰湿为患的情况，提出"痰多占住血海地位，因而多下"的理论。常见症状：月经过多、黏稠，痰多或肥胖，头重目眩，带多，舌淡胖，苔腻，脉弦滑。治当祛痰利湿、扶脾调经，方选《名医方论》香砂六君子汤加香附、胆南星、枳壳、苍术、骨碎补、紫石英。

（2）血热兼气虚：方选《医学衷中参西录》安冲汤为宜。

（3）外感热邪，热入血室，湿热阻胞：症见月经过多、色暗、稠黏，浊带臭秽，发热恶寒，腹痛拒按。治当清热解毒化瘀，方选《沈氏尊生书》解毒四物汤加红藤、败酱草、桃仁、牡丹皮。

（4）子宫肌瘤：症见月经过多、经期过长。此病证虚中夹瘀，治宜扶正化瘀，方选自拟肌瘤安宫止血方［党参15克、元参15克、丹参15克、炒白术15克、枳壳12克、五灵脂（包）10克、蒲黄（包）10克、花蕊石15克、紫石英20克、煅龙骨30克、煅牡蛎20克、益母草15~30克、贯众炭15克、茜草炭15克、海螵蛸15克、三七粉（冲）3~6克］。此病若兼阴虚者，治宜滋阴消瘀，方选自拟安宫止血Ⅱ号方［五灵脂（包）10克、蒲黄（包）10克、花蕊石15克、沙参20克、女贞子15克、旱莲草15克、生地15克、地骨皮15克、生黄芪10克、川断15克、阿胶（烊化）10克］。

（5）子宫肥大：症见经期过长。此病虚中夹瘀，治宜补虚消瘀，每月经前7日及经期坚持服用此方。方选自拟补虚消瘀汤［党参15克、炙黄芪15克、蒲黄（包）10克、五灵脂（包）10克、土元8克、贯众炭10克、茜草炭10克、血余炭10克、益母草15克、重楼15克］，便秘者加大黄6克、桃仁9克。

秦老将治疗月经过多的经验编成歌诀，以资后学，现介绍如下：

过多之因热虚瘀，清热祛瘀并补虚；

血热物术胶麦芩，地骨茜草玄金银；

气虚参术升草芪，螵芍茜倍仙鹤萸；

血虚四物黑芥穗，川断术草阿山萸；

血瘀失笑归芎宜，胶艾益螵萸三七；

经期血府益参芪，善后补肾气血宜。

说明：血热用四物汤加白术、阿胶、麦冬、黄芩、地骨皮、茜草、玄参、金银花；气虚用党参、白术、升麻、炙甘草、黄芪、海螵蛸、炒白芍、茜草、五倍子、仙鹤草、山茱萸肉；血虚用四物汤加黑芥穗、川断、白术、炙甘草、阿胶、山茱萸肉；血瘀用失笑散加当归、川芎、阿胶、焦艾叶、益母草、海螵蛸、山茱萸肉、三七粉；经期用血府逐瘀汤加益母草、党参、黄芪。

（四）验案举例

案 1

陈某，女，42 岁，山西省保德县人。

初诊：2015 年 8 月 8 日。患者生育 2 子。1 年前意外妊娠，行人工流产术，因恶露持续不净，2 个月后当地医院予以刮宫止血。此后停经 3 个月，经西医妇产科人工周期治疗后，经水 23～28 日 1 行，经期长达 10～15 日，前 5 日少而不畅，后期量多如崩，动则顺腿直流。今行经第 8 日，经量不减，色淡红，腰酸困如折，面唇苍白，身倦懒言，食少，眩晕，心慌，夜寐不宁，小腹空坠。舌淡，苔白，脉细弱。2 日前 B 超显示：子宫内膜 0.6 厘米。实验室检查显示：血红蛋白 65 克/升。

诊断：月经过多。

辨证：气虚血脱，冲任不固。

治法：补气摄血固冲。

方药：举元煎加味。

处方：人参 20 克、炙黄芪 30 克、白术 10 克、升麻 6 克、炙甘草 6 克、阿胶（烊化）10 克、故纸 10 克、五倍子 6 克、海螵蛸 30 克、茜草炭 10 克、贯众炭 10 克、仙鹤草 30 克、赤石脂 20 克、益母草 30 克。5 剂，每日 1 剂，水煎，分 3 次温服。

二诊：2015 年 8 月 13 日。患者服 1 剂血减，3 剂血止，余症减轻。舌淡白，脉虚细。此乃气血亏虚之象，故仍守上方去掉炭类药，加山萸肉 20 克、山药 15 克、川断 15 克、桑寄生 20 克。继服 10 剂，服法改为水煎 3 日 2 剂。

三诊：2015 年 8 月 29 日。患者精神好转，纳食增加，腰困轻微，眩晕、心慌略减轻，仍感小腹空坠，睡眠欠佳，近 3 日情绪不稳，尿频。上方加柴胡 6 克、黑芥穗 8 克、菟丝子 30 克、巴戟天 10 克。5 剂，每日 1 剂，水煎，分 2 次温服。

四诊：2015 年 9 月 10 日。患者上诊后于 2015 年 9 月 4~9 日行经，经量较前明显减少，且较畅行。上方去巴戟天、黑芥穗，加女贞子 20 克、熟地 15 克。10 剂，2 日 1 剂，水煎，分 4 次温服。

五诊：2015 年 10 月 12 日。患者末次月经 2015 年 10 月 1~7 日。经量适中、经色正、诸症平稳。秦老嘱咐患者口服中成药归脾丸以善后。

案 2

刘某某，女，45 岁，山西省忻州市人。

初诊：2016 年 5 月 14 日。患者生育 2 子。近 2 年来患者月经 23~25 日 1 行，经期 7~8 日，经量多，夹块，经色黯红，行经第 1~3 日小腹痛剧。末次月经 2016 年 5 月 8 日，至今未净，经量未减。患者面色淡而少华，唇暗。苔薄白，脉虚细涩。2016年5月5日B超显示：黏膜下子宫肌瘤4.8厘米×4.6厘米，子宫内膜厚约1.2厘米。患者要求保守治疗（调经消瘤）。

诊断：月经过多，内生癥积。

辨证：气虚血瘀，冲任不固。

治法：补气化瘀、固护冲任，建议手术。

方药：自拟肌瘤安宫止血方加减。

处方：党参15克、白术10克、黄芪20克、枳壳15克、煅龙骨30克、煅牡蛎30克、丹参20克、元参15克、益母草20克、花蕊石15克、贯众炭10克、三七粉（冲）3克、茜草炭10克、海螵蛸30克。5剂，每日1剂，水煎，分2次温服。

二诊：2016年5月20日。1剂血少，2剂血止。经后治宜养阴补血、化瘀消癥。选安宫止血Ⅱ号方去贯众炭，加五灵脂（包）10克、蒲黄（包）10克、女贞子15克、旱莲草15克、生地15克、地骨皮15克、川断15克、阿胶10克（烊化）。10剂，2日1剂，水煎，分4次温服。

三诊：2016年6月10日。末次月经2016年6月1～7日。患者药后小腹痛减轻，经量较前减少。继服上方10剂，2日1剂。

四诊：2016年7月8日。患者上诊后月经于2016年6月28～7月3日行，经量适中，无痛苦。处以散剂，缓以散结。

处方：夏枯草300克、元参50克、浙贝母50克、生牡蛎50克、五灵脂（包）30克、蒲黄（包）30克、没药15克、柴胡15克、花蕊石30克、生白芍30克、白花蛇舌草300克。1

料。方中夏枯草、白花蛇舌草水煎浓缩为流膏状，余药共研细末，然后将散与膏混合均匀后烘干，再研为细末。每日服 2 次，每次 5 克，温开水送服。1 料约为 40 日量。

患者服用散剂 3 料后，B 超复查显示子宫附件未见异常，且月经按月而行，色量正常。

六、经期延长

（一）概说

月经周期基本正常，行经时间在 7 日以上，甚至淋漓半月方净者，称为"经期延长"。若经月不尽，则为"漏下"。

（二）病因病机

经期延长有虚有实，病因不外瘀、虚、热。瘀者，气滞血瘀，瘀阻血海，新血不能归经；虚者，气虚失摄，冲任不固。《妇科玉尺》说："经水来而不止者……气虚不能摄血也。"《沈氏女科辑要》说："经事延长，淋漓不断，下元无固摄之权，虚象显然。"热有虚热、实热，虚热者，阴血不足，虚火妄动，热迫血行，血海久溢；实热者，邪热内蕴，迫血妄行，血海不宁。

脏腑不离肝、脾、肾：肾主藏精，脾主统血，肝主疏泄，经行依靠肝的疏泄，经止依赖脾、肾的统藏，肝、脾、肾各司其职，月经方能行而畅，应时止。若肾虚失藏，脾虚失统，肝疏失度，则冲任不固，血海失调，经水延长，肝郁失疏，气滞血瘀，经血不畅，旧血不去，新血不能循经。且胞口久开，外邪易感，邪与血结，郁久化热，湿热壅阻，血海蓄溢失调，亦可致经水延长，甚至崩漏不止。《妇人大全良方》说："妇人月水不断，淋漓腹痛，或因劳损气血而伤冲任，或因经行而合阴阳，以致外邪客于胞内，滞于血海固也。"

经络责之冲与任：冲为血海，任主胞胎。《诸病源候论》说："劳伤经脉，冲任之气虚损，故不能制其经血。"

总之，经水本于肾，统于脾，疏于肝，三脏既调，经水自安，瘀化、虚补、热清，冲任有权，经水自能归顺。

西医妇科无此病名。西医妇科认为，排卵型月经失调，黄体发育不良，萎缩过程延长，子宫内膜不规则脱落，可导致经期延长；子宫肌瘤、子宫腺肌病、子宫内膜炎、放置节育环等，也可出现经期延长。

（三）辨证论治

1. 辨证要点

经期延长，以行经超过7日，甚至淋漓半月方净为诊断要点。临证须与漏下、赤带相鉴别：漏下者，非时而下，淋漓不断，久久不止；赤带者，经期正常，赤黏臭秽，连绵不绝。

经期延长的辨证要点，除经期延长外，需结合月经的色、质、量，以及全身的形、气、舌、脉。一般月经量少、色鲜红、质稠，舌红，脉细数属阴虚内热；月经色黯有块，行而不畅，小腹胀痛、拒按者属血瘀；月经色淡质稀，小腹空坠，倦怠乏力，脉虚弱者属气虚；月经色深质稠，夹带臭秽，脉滑数，舌红，苔黄属湿热。

2. 论治要点

经期延长的论治要点是止血缩经。血瘀者，以消为主；气虚者，以补为主；虚热者，以滋为主；实热者，以清为主。同时，还应根据经量的多少、病情的缓急，掌握"急则治其标，缓则治其本"的原则。冲任本于肝、脾、肾，治疗上在调补脾肾的同时，当佐以疏肝、消瘀、清热。还有一点很重要，止血后还须坚持一段益气养血、补脾肾的善后调养。

3. 常见证治

（1）瘀血阻胞证：

主症：紫黑块痛行不畅，脉涩胀痛腹拒按。

治法：活血化瘀止血。

方药：桃红四物汤合失笑散，加益母草、茜草炭、血余炭、三七粉。

（2）阴虚血热证：

主症：量少色红质偏稠，舌红苔少脉细数。

治法：养阴清热止血。

方药：傅氏两地汤合二至丸，加海螵蛸、茜草、益母草、生地。

（3）气虚失摄证：

主症：稀淡量多腹空坠，倦怠脉弱食少气。

治法：益气固冲摄血。

方药：《医学衷中参西录》安冲汤加升麻炭、仙鹤草、鹿衔草。

（4）湿热阻胞证：

主症：深红量多质黏稠，烦渴苔黄脉滑数。

治法：清热解毒除湿。

方药：《沈氏尊生书》解毒四物汤加红藤、败酱草、金银花、苍术。

4. 知常达变

（1）经期过长有月经周期正常者，也有月经先期者、月经后期者、月经先后无定期者，医者应根据不同情况，一方面治疗经期延长，另一方面调整周期，方可提高疗效。

（2）对于妇科器质性病变引起的经期延长尚需辨别寒、热、虚、实、瘀的不同程度，或清热凉血，或化瘀消癥，或清补兼施，灵活化裁，方获良效。

（3）临证还须因时、因人、因病施治。在行经初期，当补肾、益气、活血为法，使瘀祛正复，经水畅净；经行五六日后，当以扶正固冲为主，使胞宫早缩，经水停止；经停血止后，需善后调养，益气养血、补脾肾。

（四）验案举例

赵某某，女，38 岁，山西省保德县人。

初诊：2018 年 3 月 15 日。患者生育 2 子。患者 3 年来，经期 15～20 日，有时 24～25 日，经量偏少，经色黯、夹瘀块，痛经可忍，腰微困，夜间口咽干。舌红，苔少，舌边小瘀点，脉细数微涩。末次月经 2018 年 3 月 2 日至今，淋漓不净。B 超显示：子宫附件未见异常。患者在当地经多方医治，效果不显。

诊断：经期延长。

辨证：阴虚血热，夹瘀。

治法：养阴凉血、清热，少佐化瘀止血。

方药：自拟止血验方化裁。

处方：生地 15 克、熟地 15 克、女贞子 15 克、旱莲草 20 克、金银花 15 克、茜草炭 10 克、贯众炭 10 克、血余炭 10 克、红花炭 3 克、三七粉（冲）3 克、益母草 15 克、地骨皮 20 克、阿胶（烊化）10 克、海螵蛸 15 克、焦杜仲 12 克。5 剂，每日 1 剂，水煎，分 3 次温服。

二诊：2018 年 3 月 21 日。患者服上药 3 剂，出血尽止（所剩 2 剂待后服）。方选傅氏两地汤合二至丸加味。处方：生地 20 克、阿胶（烊化）10 克、白芍 12 克、麦冬 15 克、女贞子 15 克、旱莲草 20 克、川断 15 克、黄芪 15 克、益母草 15 克、泽兰叶 6 克、红花 3 克。7 剂，每日 1 剂，水煎，分 2 次温服。

三诊：2018 年 3 月 28 日。患者服完上药，昨日月经至。秦老嘱咐患者，待经行第 7 日开始将初诊所剩 2 剂药分 8 次服，每日服 2 次。

四诊：2018 年 4 月 8 日。末次月经经期 8 日，于 2018 年 4 月 4 日净。再守二诊方加炙甘草 6 克。8 剂，3 日 2 剂，水煎温服。

五诊：2018 年 5 月 2 日。末次月经 2018 年 4 月 24～30 日。经量、经色、经质基本正常，无胀痛。秦老嘱咐患者，停药观察。

七、崩 漏

（一）概说

崩漏是指非行经期阴道出血的病变，包括崩（中）和漏（下）。《妇科心法要诀》将崩和漏概括为："淋沥不断名为漏，忽然大下谓之崩"。因崩和漏常交替出现，互为因果，可以相互转化，正如《济生方》所说"久崩不止，气血耗竭必致成漏；久漏不止，病势日进，亦将成崩"，故临床统称为"崩漏"。崩漏属妇科常见病、多发病、难治病。

（二）病因病机

崩漏的病因不外乎热、虚、瘀。热有虚热和实热，虚有肾虚和脾虚，瘀即瘀血。虚热者，水亏火旺，虚火妄行，损伤血络；实热者，因内生热或外感热邪，热伤冲任，迫血妄行。虚者，有先天不足、房劳伤肾、劳倦伤脾、惊恐伤肾、暴怒伤肝等，阳虚则失固，阴虚则火旺，脾虚则失统，肾虚则失藏，肝虚则失调，皆可导致崩漏发生。瘀者，或因小产、人流致瘀，或因外伤成瘀，或因寒湿阻滞，瘀血内生，从而使冲任瘀阻不通，瘀血不去，新血难以归经，而致崩漏。

从脏腑辨证而言，"欲治妇人病，莫忘肝脾肾"，崩漏亦然。肾主藏精，肾为先天之本，肾司冲任；肝主藏血，肝主疏泄，女性以肝为先天；脾主统血，脾为后天之本。三脏失调，皆可致崩漏。

从经络辨证而言，"冲为血海""任主胞胎"，寒热、虚实皆可影响冲任，致胞宫失司，冲任失调，崩漏乃成。

（三）辨证论治

1. 辨证要点

崩漏的辨证要点：从出血的周期、经量、经色、经质出发，四诊合参，以辨明寒、热、虚、实。一般而言，崩漏虚证多、实证少，热证多、寒证少，热证则虚热多、实热少。崩漏，有以崩为主者；有以漏为主者；有崩与漏相互转化，交替出现者；有行经日久忽然大下，甚者经年累月淋漓不止者。一般认为"久崩多虚，久漏多瘀"。

不同年龄阶段，崩漏的辨证论治各有特点：青春期多属先天肾气不足，天癸尚未健全，冲任还未稳定（肾轴不健全，无排卵性出血）；育龄期多见肝郁血热，经、孕、产、乳损伤气血，社会、工作、家庭压力使情志抑郁、焦躁（黄体不健全或退化，多属排卵性出血，也有多囊卵巢综合征无排卵性出血）；更年期多属肝肾亏虚或脾虚失统（雌激素不足、黄体功能退化、子宫内膜无规律脱落性出血）。

临床诊断崩漏还须除外以下疾病：①器质性病变，如附件炎症、阴道损伤、子宫内膜息肉、子宫肌瘤、宫颈癌等；②放置节育环后；③血小板减少等血液病变；④异位妊娠；⑤胎漏、小产；⑥产后出血；⑦其他全身性疾病。对上述疾病，我们应当详细询问患者病史，并给予必要的辅助检查，以明确诊断，一般不难鉴别，切忌麻痹大意，导致误诊、误治。

2. 论治要点

既然崩漏的主因是热、虚、瘀，那么治疗崩漏就应清热、补虚、祛瘀。

崩漏的具体治疗方法，历代医家众说纷纭，秦老临证以《妇科心法要诀》为论治基础："崩漏血多物胶艾，热多知柏少荆芩，漏涩香附桃红破，崩初胀痛琥珀灵，日久气血冲任损，八珍大补养荣宁，思虑伤脾归脾治，伤肝逍遥香附青"。

因为崩漏有缓有急、有新有旧，所以治疗原则为"急则治其标，缓则治其本"，灵活掌握"塞流""澄源""复旧"三大治法。

（1）"塞流"意在治标（止血）：崩中暴下，急当止血防脱，方取大剂人参30克大补元气、摄血固脱，佐以麦冬30克、五味子15克生津补肾、养血涩经（生脉饮较独参汤效果更佳）。若伴四肢厥逆、冷汗出、脉微欲绝，加附子、黄芪、生姜炭、血余炭，必要时施以针刺人中、百会。同时，不能耽误急诊急救、输液输血。

对一般崩漏须尽快止血者，秦老常用自拟止血验方予以治疗。秦老将自拟止血验方编成方歌，以便于初学者记忆。具体方歌介绍如下：

止血验方胶鹤芪，二地银花茜贯榆；

三七血余红花炭，杜仲益母海螵蛸。

肾虚菟丝巴枸盆，气虚参术血归芍；

腹痛赤带重楼翁，阴虚内热二皮合。

说明：止血验方由阿胶、仙鹤草、黄芪、生地、熟地、金银花、茜草炭、贯众炭、地榆炭、三七粉、血余炭、红花炭、杜仲、益母草、海螵蛸组成。肾虚加菟丝子、巴戟天、枸杞、覆盆子；气虚加人参、白术；血虚加当归、白芍；腹痛赤带加重楼、白头翁；阴虚内热加牡丹皮、地骨皮、百合。

（2）"澄源"意在治本（求因）：止血后澄本清源，血热者清热凉血，气虚者补气摄血，虚寒者温经养血，血瘀者活血化瘀。切忌固守成方，不辨虚实寒热，而犯"虚虚实实、寒寒热热"之戒。

（3）"复旧"意在善后（调养）：崩漏患者经"澄源"治疗后，虽病机向愈，但气血未复，化源不足，冲任资乏，所以除生活调养外，还应用药物善后，治以健脾补肾，生化得健，冲任得滋，则经水自调。秦老常用自拟善后调理方予以治疗。秦老将自拟善后调理方编成方歌，以便初学者记忆。具体方歌介绍如下：

善后调理不可少，益气养血补肾好；

参术地芍芪萸胶，二至精淫药鹤草。

说明：善后调理方由党参、白术、生地、熟地、白芍、黄芪、山萸肉、阿胶、二至（女贞子、旱莲草）、黄精、淫羊藿、山药、仙鹤草组成。

秦老告诫我们，崩漏用药应注意以下事项：

（1）崩漏虽有热象，但不可纯用寒凉止血之剂，以防损伤脾胃，影响化源。

（2）崩漏虽有瘀象，但不可过用攻伐破瘀之剂，以防耗血动血。

（3）久漏不止者，当使用滋阴、益气、养血之品，少佐活血、止血之品，不宜过用固涩、升提之剂，以防滞邪留瘀。止血、收涩之剂需予凉血之品；清凉之剂当少佐破瘀、解郁之品。

总之，治疗崩漏当辨明主次，做到补而不滞、滋而不腻、清而不寒、温而不燥、攻破而不伤正气。

3. 常见证治

（1）虚热证：

主症：色红久漏虚烦热，舌红苔黄脉细数。

治法：滋阴清热、止血调经。

方药：《景岳全书》保阴煎加麦冬、沙参、五味子，或六味地黄丸加龟板胶、女贞子、旱莲草。

（2）实热证：

主症：深红黏稠烦热渴，舌红苔厚脉滑数。

治法：清热凉血、止血调经。

方药：清热固经汤加减。

（3）气虚证：

主症：形衰少气经淡白，舌淡齿痕脉细弱。

治法：补气摄血、养血调经。

方药：傅氏固本止崩汤加升麻炭、山药、海螵蛸，或以归脾汤加味。

（4）阳虚证：

主症：畏寒欲寐清稀淡，脉沉尺弱苔暗薄。

治法：温肾固冲、止血调经。

方药：肾气丸去丹皮、泽泻，加菟丝子、巴戟天、仙灵脾，或右归丸去牛膝，加黄芪、覆盆子、赤石脂。

（5）瘀血证：

主症：紫黑瘀痛块下减，脉涩舌黯瘀斑点。

治法：化瘀止血、理气止痛。

方药：四物汤合失笑散加三七粉、海螵蛸、茜草炭。或傅氏逐瘀止崩汤加减。

4. 知常达变

崩漏除上述常规证治外，临床上尚有一些病证需灵活辨证处理：

（1）肝气郁结，郁而化火，火扰血海引发崩漏者，临床中也可见到。常见胸胁不快、烦躁易怒、脉弦数，治当疏肝、柔肝、清肝，方选丹栀逍遥散加生地、益母草、黑芥穗。

（2）崩漏兼见少腹痛坠、带黄臭秽、舌红、苔腻者，此冲任被湿热阻滞，治宜调气清热固冲，方选红藤六妙散加白薇、重楼、金银花炭。

（3）久漏不止，体弱面白，畏寒肢冷，多方不效，此脾肾阳虚，冲任不固，方选黄土汤加味。

（4）崩漏交作，瘀块时下，多方不效，B超显示"子宫内膜不规则脱落"，此为瘀阻不去，新血不能归经，方选母笑丹枳汤（由益母草、失笑散、丹参、枳壳组成）加减。秦老常重用益母草90～120克，每获良效。

（5）月经或先或后，或多或少，或至而不去，或去而不至，此肝、脾、肾俱虚，冲任失司，方选傅氏定经汤加党参、白术、仙鹤草、海螵蛸、茜草炭。

（6）经行后期、经量多、经期长，小腹冷痛，唇干肤涩，此为气血两虚，营卫不和，方选《金匮要略》大温经汤加益母草、淫羊藿、海螵蛸、茜草炭。

（7）有些女性经前先漏 5~10 日方月经正行，此为肾气亏虚，黄体不健，方选傅氏定经汤，重用菟丝子 60 克，加鹿角霜、益母草、香附、紫河车（冲服）。

（8）子宫肌瘤或崩或漏，治当消瘤止血，秦老多用自拟肌瘤安宫止血方：党参 15 克、元参 15 克、丹参 15 克、炒白术 15 克、枳壳 12 克、五灵脂（包）10 克、蒲黄（包）10 克、花蕊石 15 克、紫石英 20 克、煅龙骨 30 克、煅牡蛎 20 克、益母草 15~30 克、贯众炭 15 克、茜草炭 15 克、海螵蛸 20 克、三七粉（冲）3~6 克。

（9）青春期功血，有急有缓，此天癸初至，冲任未充，治当补肾固冲，秦老常选用自拟青春补肾固冲汤。秦老将自拟青春补肾固冲汤编成方歌，以便初学者记忆。具体方歌介绍如下：

青春阴虚脉未充，虚火内迫血妄行；

地芍阿菟梅丹芩，荆鹤参术二至淫。

说明：青春补肾固冲汤由熟地、生地、白芍、阿胶、菟丝子、乌梅炭、牡丹皮、黄芩炭、黑芥穗、仙鹤草、党参、白术、二至、淫羊藿组成。

（10）育龄期崩漏。此期女性经、孕、产、乳易伤阴血，肝阴不足，易郁、易激、易化火，往往脏腑不调，气血不和，冲任易损，治当清肝、养肝，调补冲任，秦老常选用自拟育龄补肾养肝汤。秦老将自拟育龄补肾养肝汤编成方歌，以便初学者记忆。具体方歌介绍如下：

育龄肝损脉不固，二地续断菟枸盆，

参术海螵黑芥穗，龙牡二至紫石英。

说明：育龄补肾养肝汤由生地、熟地、续断、菟丝子、枸杞、覆盆子、党参、白术、海螵蛸、黑芥穗、龙骨、牡蛎、二至、紫石英组成。

（11）更年期崩漏。此期女性脾肾俱虚，脾虚失统，肾虚失固，冲任难收，崩漏常见，秦老常选自拟更年补脾益肾汤予以调治。秦老将自拟更年补脾益肾汤编成方歌，以便初学者记忆。具体方歌介绍如下：

更年脾肾冲任损，阿芍术蕊寄石英，

龙牡枸菟萸鹤参，止后知柏地黄斟。

说明：更年补脾益肾汤由阿胶、白芍、白术、花蕊石、桑寄生、紫石英、龙骨、牡蛎、枸杞、菟丝子、山萸肉、仙鹤草、党参组成。崩漏止后，可嘱患者坚持服用知柏地黄丸，以促进缩宫、缩卵、早绝经。

（四）验案举例

案1

刘某某，女，46岁，山西省五台县人。

初诊：2004年3月18日。患者生育2子。既往月经大致正常，近半年月经或先或后，经期7~9日。末次月经2004年2月8~16日。经量适中、经色黯夹块，经后3日复淋漓漏下，至今不净。腰腹冷困，精神欠振。舌淡胖，苔薄白，脉沉迟微涩。B超显示：子宫大小8.0厘米×6.5厘米，子宫前壁近黏膜处肌瘤2.8厘米×3.0厘米，右侧附件区囊肿3.2厘米×4.0厘米，内膜厚1.2厘米。

诊断：漏下。

辨证：瘀阻胞宫，气虚不摄。

治法：化瘀消癥、补气摄血。

方药：自拟肌瘤安宫止血方加减。

处方：太子参20克、元参20克、丹参20克、白术15克、枳壳10克、煅龙骨30克、煅牡蛎30克、五灵脂（包）10克、蒲黄（包）10克、益母草90克、花蕊石15克、贯众炭10克、茜草炭10克、三七粉（冲）3克、紫石英20克、香附炭12克。7剂，每日1剂，水煎，分3次温服。

二诊：2004年3月27日。患者服上药3剂后，出血明显增多且夹较大血块，伴小腹微痛；服5剂后，出血减少，脉较前弱。上方加仙鹤草60克、炙黄芪30克。10剂，每日1剂，水煎，分3次温服。

三诊：2004年4月8日。患者服上药3剂后，出血尽止，精神较前好。治以化瘀消癥、补气养血。处方：党参30克、白术15克、熟地15克、黄芪20克、仙鹤草50克、益母草50克、阿胶10克、黄精15克、淫羊藿15克、菟丝子15克、黄药子9克、石见穿15克、王不留行30克、枳实10克、三棱9克、莪术9克。10剂，3日2剂，水煎，每日2次温服。秦老嘱咐患者，经期停服，行经1～4日每日口服少腹逐瘀颗粒2次，每次1袋。

四诊：2004年5月3日。患者上诊后于2004年4月16～

22 日行经，经色、经量较正常。效不更方，秦老再处上方 10
剂，嘱咐患者服法同前。

五诊：2004 年 5 月 22 日。患者末次月经 2004 年 5 月 15 ~
21 日正行。为巩固疗效，秦老处以善后调经方加减：党参 15
克、黄芪 15 克、生地 15 克、熟地 15 克、白芍 12 克、山萸肉
12 克、百合 12 克、阿胶 6 克、淫羊藿 15 克、巴戟天 15 克、
茜草 10 克、贯众炭 10 克、旱莲草 15 克、益母草 30 克、香附
12 克、炙甘草 6 克、黄药子 6 克、王不留行 30 克。10 剂，2
日 1 剂，水煎服。

六诊：2004 年 6 月 25 日。患者末次月经 2004 年 6 月 15 ~
20 日，经量、经色、经质大致正常，形、气、色、脉改善。
秦老嘱咐患者，口服桂枝茯苓丸，缓以治之。

案 2

王某某，女，39 岁，山西省忻州市人。

初诊：2007 年 3 月 5 日。患者生育 1 女。既往月经大致正
常，近半年月经去而不至，或至而不去。最近 1 次月经出血 40
日，淋漓不断，经色黯夹瘀块。下腹微痛，腰酸困，面少华，
脉沉涩。患者自诉今年以来工作压力大，家务繁忙，事不遂
心。近日 B 超显示：子宫内膜厚 2.2 厘米。实验室检查显示：
血红蛋白 80 克/升。

诊断：漏下。

辨证：气虚血瘀，冲任不固。

治法：益气养血、活血化瘀、固冲止血。

方药：母笑丹枳汤加味。

处方：益母草 100 克、五灵脂（包）10 克、蒲黄（包）10 克、丹参 15 克、枳壳 15 克、炙黄芪 20 克、炙甘草 6 克、当归 10 克、白芍 10 克、淫羊藿 12 克、仙茅 6 克、煅花蕊石 20 克。5 剂，每日 1 剂，水煎，分 2 次温服。

二诊：2007 年 3 月 10 日。患者服药尽剂，出血尽止。因患者不愿再服中药，故停药观察。

三诊：2007 年 8 月 23 日。患者上诊后月经正行 5 次。近因精神因素，复加劳累，末次月经至今半个月未净。伴腰困，下腹无明显不适，脉弱微弦。上方加柴胡 12 克、菟丝子 20 克、女贞子 15 克、焦杜仲 15 克、鹿衔草 12 克。5 剂，每日 1 剂，水煎，分 2 次温服。

四诊：2007 年 9 月 5 日。患者末次月经 2007 年 9 月 8～14 日，无明显不适。秦老嘱咐患者，停药观察。

案 3

李某，女，26 岁，山西省忻州市人。

初诊：2006 年 7 月 3 日。患者素体瘦弱，淋漓漏下 3 年余，经中西医多方医治终不见效。患者下血暗淡，经量少。腰腹无苦，面色白黄，四肢不温，形寒畏冷。舌淡，苔薄白，脉沉细迟弱。

诊断：漏下。

辨证：脾肾阳虚，气血不足，冲任不固。

治法：温补脾肾、益气养血、固冲止血。

方药：黄土汤加味。

处方：伏龙肝如拳头大 1 块、焦白术 15 克、熟附子（先煎25分钟）12克、阿胶珠10克、炒黄芩10克、生地炭10克。鹿角胶（烊化）10克、人参12克、白及15克、赤石脂15克、故纸10克、炙甘草10克。5剂，每日1剂。先将伏龙肝捣碎，用水冲开，搅混，待泥土沉下，取清净伏龙肝水煎煮诸药。1日分2次温服。

二诊：2006年7月9日。患者服尽5剂，出血明显减少，只在排便时可见少量血迹。上方加炙黄芪30克、当归6克、仙鹤草30克。5剂，每日1剂。煎服法同前，

三诊：2006年7月15日。患者喜出望外，3年出血一时尽止，面部少见红色，饮食稍增，身心快活。为巩固疗效，恢复身体，处以上方加淫羊藿10克、菟丝子15克、山药15克、山萸肉15克。10剂，水煎2日1剂，分4次温服。

四诊：2006年8月30日。患者末次月经2006年8月16日，至今尚不能尽止。仍投上药5剂，服法同前。

五诊：2006年9月7日。患者出血尽止2日。继拟上方10剂，水煎，2日1剂。秦老嘱咐患者每月服上方10剂，坚持治疗3个月。3个月后，患者前来告知，月经正常，身体状况良好。临床上，黄土汤多用于脾胃虚寒之便血，用黄土汤治疗崩漏者较少报道。秦老总结前人及自己用方体会，认为出血部位虽然不同，但病因病机相似，故以黄土汤治疗崩漏并取得满意疗效。

八、痛经

(一) 概说

女性正值经期或行经前后，出现小腹疼痛，或痛引腰股，有的伴有乳房胀痛、恶心呕吐，甚者面色苍白、冷汗淋漓、手足厥冷等，严重者会出现痛剧昏厥的病证，称为"痛经"，亦称"经行腹痛"。痛经随月经周期作息，严重者可影响工作、生活、学习。

痛经是妇科常见病证，有原发性痛经和继发性痛经两类：原发性痛经是指无妇科器质性病变，青春期多见，发生在月经初潮前几年内；继发性痛经是指妇科器质性病变，如子宫内膜异位症、子宫腺肌病、盆腔炎、宫腔粘连、黏膜下子宫肌瘤等引起的痛经。前者较多见，后者近年也有不断增多的趋势，其中子宫内膜异位症最常见。

古人对痛经早有论述。《金匮要略》说："带下，经水不利，少腹满痛，经一月再见。"《诸病源候论》首列"月水来腹痛候"，并说："妇人月水来腹痛者，由劳伤血气，以致体虚，受风冷之气，客于胞络，损冲任之脉。"《景岳全书》说："经行腹痛，证有虚实。实者，或因寒滞，或因血滞，或因气滞，或因热滞；虚者，有因血虚，有因气虚。然实痛者，多痛于未行之前，经通而痛自减；虚痛者，于既行之后，血去而痛未止，或血去而痛益甚。大都可按、可揉者为虚，拒按、拒揉者为实。有滞无滞，于此可察。但实中有虚，虚中亦有实，此当于形气禀质，兼而辨之，当以意察，言不能悉也。"《类证治裁》说："至于经期前后腹痛，虚实悬殊，经未行而先痛者，血为气滞，经通则痛自除；经已行而犹痛者，冲脉本虚，血去则痛益甚。"《妇科心法要诀》进一步将痛经分为虚、实、寒、热 4 个方面，指出："腹痛经后气血弱，痛在经前气血凝，气滞腹胀血滞痛，更审虚实寒热情。"古人的这些论述为后世医家进一步研究痛经奠定了理论基础，对指导临床有重要意义。

（二）病因病机

经水为血所化，气为血帅，血随气行，若气血调和，则经行通畅，自无痛经之虑。临证所见痛经有虚有实：实者，有气滞血瘀、寒凝胞中、湿热下注等；虚者，有气血虚弱、肝肾亏损等，而以实多虚少为特点。此外，还有因先天子宫发育不良或畸形、子宫位置重度不正常而引发的痛经。

总之，实者病因以气滞、血瘀、寒凝、湿热为主，病机为气血不通，瘀阻胞脉，不通则痛；虚者病因以气血不足、阳虚内寒、肝肾亏损为主，病机为冲任、胞宫失于温煦、濡养，不荣则痛。

（三）辨证论治

1. 辨证要点

根据疼痛的性质、时间、程度、部位等来辨别痛经的虚实、寒热，同时还要结合月经的周期、经量、经色、经质及全身的症状、舌、脉进行全面分析，方能周全。

（1）疼痛的性质：一般来说，冷痛、绞痛，得热痛减属寒；畏冷、挛痛，喜暖喜按属虚寒；灼热作痛，畏热喜凉属热；绵绵作痛，按之痛减属虚；剧痛、压痛、反跳痛属实；跳痛、灼痛、切痛属瘀热互结；冷痛、绞痛、收缩痛属血瘀寒凝；痛兼酸属风寒；痛兼坠属气虚；刺痛，痛有定处，块下痛减为血瘀；胀痛，胀过于痛属气滞。

（2）疼痛的时间：痛在经前或初行一两日，痛较剧属实；痛在经后，或行经四五日，痛较轻者属虚。

（3）疼痛的程度：一般来说，疼痛影响生活、工作、学习，需要休息，须服止痛药者为重度；虽疼痛但较轻，尚可坚持工作、上课，处理日常家务者为中度；对生活、工作、学习不影响者为轻度。一般重度多属实，中度多属虚，轻度则为生理现象。

（4）疼痛的部位：一般来说，疼痛以小腹正中为主，有时会放射至前后二阴及腰股部，多属原发性痛经；若痛连两侧小腹，或痛限一侧，多属继发性痛经。在掌握上述要点的同时，尚须结合月经的周期、经量、经色、经质，以及带下情况、全身症状、舌、脉综合辨证。

总之，痛经以疼痛随经期反复发作为特征。经后疼痛缓解是因为平时致病因素潜而不发，经期或经前血海充盈、气血变化急骤而痛作。实者，排出不畅，正邪交争，不通则痛；虚者，血海更虚，失煦失濡，不荣作痛。临床上，纯实、纯虚者少见；虚少实多、由虚转实、虚实兼夹者多见。

2. **论治要点**

痛经的治疗，尚须根据病情，或行气，或活血，或散寒，或清热，或补虚，或泻实。具体治法，应分经前与经后：经前，包括经行前 5~7 日及经期初 2~3 日，此时血海藏极转泻，机体阳极转阴，治当养阴摄血，少佐清热活血，即使经血畅排，又防疏泄太过；经后，包括经期后 2~3 日及经净后 3~5 日，此时血海由空渐复，胞宫藏而不泻，机体由阳转阴，治当滋补阴精、益气养血，使阴气渐充，为由阴转阳奠定基础，但勿使滋补太过。平时应结合病情、体质、年龄等因素综合调理，或调肝，或补肾，或扶脾，或佐行气，或佐活血，或偏温，或偏清，使气血和畅、冲任调匀，经水方能适时畅行，痛经自除。

3. 常见证治

（1）气滞血瘀证：

主症：前初胀痛而拒按，瘀暗乳胁痛不畅。

治法：行气化瘀、止痛。

方药：《医林改错》膈下逐瘀汤。

（2）胞宫虚寒证：

主症：多少冷痛喜温按，唇干肤涩苔白暗。

治法：温经散寒、养血止痛。

方药：《金匮要略》温经汤加附子、小茴香、艾叶。

（3）寒湿凝滞证：

主症：黑豆汁伴冷绞痛，沉紧喜热不喜按。

治法：温经散寒、化瘀止痛，佐以燥湿。

方药：《医林改错》少腹逐瘀汤加苍术、茯苓。

（4）湿热下注证：

主症：腹痛块拒按灼热，红稠黏臭脉滑数。

治法：清热除湿、化瘀止痛。

方药：《古今医鉴》清热调经汤加苍术、黄柏、红藤、败酱草。

（5）气血亏虚证：

主症：绵痛喜按经后作，淡少倦乏脉细弱。

治法：益气养血、止痛。

方药：圣愈汤合小建中汤加巴戟天、菟丝子。

（6）肝肾亏损证：

主症：经后腰酸腹隐痛，月水少淡耳鸣晕。

治法：益肾养肝、止痛。

方药：傅氏调肝汤加熟地、枸杞、砂仁。兼肝郁者加郁金、川楝子、元胡。

4. 知常达变

（1）青春期肾轴不健、年少养生不慎、熬夜、贪凉、饮冷，正气不足寒侵，肾虚、气滞、血凝，此为原发性痛经。秦老经多年临床治疗痛经的实践，自创原痛方［当归 10 克、白芍 12 克、桂枝 10 克、香附 15 克、五灵脂（包）10 克、蒲黄（包）10 克、炮姜 6 克、元胡 10 克、山楂 15 克、荔枝核 10 克、益母草 15 克、红糖 30 克、黄酒 30 克］。原痛方的使用方法：水煎服，每日 1 剂，分 2 次服，于经前 5～7 日、经期 1～2 日服用，可连服 3 个月经周期。原痛方补气养血、行气活血、温经止痛，临证加减变通，疗效较好。

（2）子宫内膜异位症引起的痛经，既常见，又难治，运用得当可缓解疼痛，稳定病情。秦老自拟两首验方，即内异急治方与内异缓治方，分经前、经期与经后分别选用，取得了较好的疗效，具体方药及运用详见第六章中子宫内膜异位症相关内容。

（3）秦老为指导临证，易记善用，将治疗痛经的系列方编撰成歌诀，现介绍如下：

不通则痛瘀有余，血凝碍气琥珀需；

胀痛加味乌药汤，寒凝血滞少腹宜；

胞虚寒痛大温经，宣郁通经火郁灵；

不荣则痛损不足，气血圣愈小建中；

肝肾傅氏调肝汤，归芍萸药阿戟甘；

青春原痛笑桂附，归芍楂姜荔益胡。

内异急治与缓治，经前经期分经后。

说明：痛经治疗首辨虚实寒热。实证中，不通则痛为气滞血瘀，血凝碍气者症见痛过于胀，方选琥珀散治之；气滞碍血者症见胀过于痛，方选加味乌药汤治之。寒证分实寒与虚寒，实寒者为寒凝血滞，方选少腹逐瘀汤治之；虚寒者为胞虚寒凝，方选《金匮要略》温经汤治之。热证多为肝经火郁，方选傅氏宣郁通经汤治之。虚者多为不荣则痛，分气血虚与肝肾虚，气血虚者方选圣愈汤或小建中汤治之；肝肾虚者方选傅氏调肝汤（当归、白芍、山萸肉、山药、阿胶、巴戟天、甘草）治之。青春期原发性痛经，方选原痛方（蒲黄、五灵脂、香附、当归、赤芍、桂枝、山楂、炮姜、荔枝核、益母草、元胡）治之；对于子宫内膜异位症出现的痛经，分经前经期与经后，方选内异急治方和内异缓治方分别治之。

（4）秦老在遣方用药的时候，常选择与证相应的药物，如：寒者，常选择艾叶、小茴香、炮姜、肉桂、吴茱萸、川乌等温经止痛药物；气滞者，常选择香附、乌药、川楝子、元胡、木香、槟榔等行气止痛药物；血瘀者，常选择川芎、乳香、没药、三七、血竭、五灵脂（包）等活血止痛药物；热者，常选择丹皮、川楝子、赤芍等清热止痛药物；癥积者，常选择海藻、昆布、黄药子、三棱、莪术、甲珠、土元、水蛭等消癥软坚药物；实积者，常选择大黄、元明粉、枳实、莱菔子等消积泻实药物。

（四）验案举例

案 1

赵某某，女，18 岁，山西省忻州市中学生。

初诊：2004 年 3 月 6 日。患者 14 岁时月经初潮，多后期，经前、经期小腹冷胀痛 3 年余。今行经第 1 日，小腹痛甚，拒按，得热痛减，经行不畅，经色黯夹瘀块。伴面色苍白，冷汗淋漓，四肢厥逆。舌暗，苔白，脉沉紧。

诊断：原发性痛经。

辨证：寒凝血瘀。

治法：温经散寒、化瘀止痛。

方药：自拟原痛方加减。

处方：当归 10 克、川芎 10 克、赤芍 12 克、桂枝 10 克、炮姜 10 克、香附 12 克、五灵脂（包）10 克、蒲黄（包）10

克、元胡 12 克、荔枝核 10 克、没药 6 克、益母草 15 克、红糖 20 克、黄酒 20 毫升、炙甘草 10 克。9 剂。此次经期只服 3 剂，每日 1 剂，所剩 6 剂下次经前 3 剂，经期 1~3 日，每日 1 剂。每剂药均先浸泡 2~3 小时，水煎，分 2 次早晚温服。秦老嘱咐患者，忌食生冷，注意防寒保暖。

二诊：2004 年 4 月 10 日。患者遵医嘱，药尽服，末次月经 2004 年 4 月 5~9 日，痛经明显减轻，仍有形寒畏冷，纳少，肤涩唇燥，此脾肾不足，气阴两虚，胞虚寒瘀之象。拟处《金匮要略》大温经汤加减。处方：当归 12 克、川芎 6 克、白芍 12 克、赤芍 10 克、桂枝 12 克、吴茱萸 10 克、半夏 12 克、麦冬 12 克、党参 15 克、牡丹皮 6 克、阿胶（烊化）6 克、焦山楂 12 克、砂仁 5 克、生姜 5 片。15 剂，3 日 2 剂，水煎，1 剂分 3 次服，每日早晚各 1 次。

三诊：2004 年 5 月 10 日。患者服药尽剂，末次月经 2004 年 5 月 4~8 日，痛经轻微，可正常上学，全身形、气、色、脉均改善。秦老处以中成药艾附暖宫丸，嘱咐患者每日早晚各服 1 丸，同时注意生活调养，忌食生冷，防寒保暖。

案 2

张某某，女，31 岁，山西省忻州人。

初诊：2004 年 4 月 18 日。患者生育 2 子，于 2001 年 5 月行人工流产术。患者 3 年来有痛经发作，近 1 年痛经加重，每于经前 1~2 日、经期 1~3 日小腹绞痛、腰骶痛坠畏冷，须口服止痛药缓解。患者行经欠畅，每次排下瘀块后疼痛方缓解，经量少，经色黯。今日为经净后 15 日。舌质暗，有瘀斑点，舌苔白滑，脉沉紧。B超显示：子宫内膜异位症。

诊断：继发性痛经。

辨证：瘀阻胞脉。

治法：逐瘀暖宫。

方药：琥珀散加减

处方：三棱 12 克、莪术 12 克、刘寄奴 10 克、元胡 12 克、乌药 12 克、当归 12 克、赤芍 15 克、肉桂 6 克、乳香 5 克、没药 6 克、益母草 30 克、水蛭 5 克、小茴香 12 克、熟地 10 克、炙甘草 6 克。8 剂，经前服 4 剂，1 剂分 4 次服，每日服 2 次；经期服 4 剂，每日服 1 剂，水煎，分 2 次温服。

二诊：2004 年 5 月 5 日。患者上诊后于 2004 年 4 月 29 ～ 5 月 4 日行经，瘀块排出较多，疼痛明显减轻，但腰困畏冷。上方加淫羊藿 15 克、巴戟天 12 克、鹿角片 10 克。8 剂，服法同前。此后按上法再治疗 3 个月经周期。

三诊：2004 年 9 月 16 日。遵上治疗，月经周期、经量、经色、经质大致正常，痛经基本控制。为巩固疗效，秦老处以自拟方内异散，并嘱咐患者，坚持服用 3 个月，缓以治本。

案 3

梁某某，女，30 岁，山西省忻州市人。

初诊：2006 年 3 月 3 日。患者既往月经多赶前，近 3 个月每于月经前五六日至经期二三日下腹疼痛且胀，经量偏多，经色黯，经质稠，伴经前乳胀痛，心烦易怒。今行经第 1 日，诸症同前。舌边红，苔薄黄而腻，脉弦滑数。

诊断：痛经。

辨证：肝经郁热，冲任阻滞。

治法：疏肝清热、通经散郁。

方药：宣郁通经汤加味。

处方：柴胡15克、香附15克、郁金15克、牡丹皮15克、当归15克、炒栀子12克、黄芩10克、炒白芍15克、白芥子6克、赤芍15克、泽兰叶15克、炙甘草6克。9剂。此次经期只服3剂，每日1剂，水煎，分3次温服。所剩6剂，下次经前服3剂，经期服3剂，每日1剂，水煎，分3次温服。

二诊，2006年8月1日。经上述治疗后，患者3次行经疼痛未发作。近因事不遂心，患者痛经复发，但症状较以往轻缓。上方继服6剂，服法同前。2个月后秦老随访患者，患者痛经未发作。

九、闭经

（一）概说

发育正常的女性，一般14岁左右月经初潮。近二三十年来由于外环境的改变，一部分女性月经初潮年龄有提前的趋势，有的女性10～12岁即月经来潮。

闭经是指女性18岁，月经尚未来潮，或以往曾有规律来潮而停经超过6个月者为闭经。前者称"原发性闭经"，后者称"继发性闭经"。

女性在哺乳期、绝经期的月经停闭，或青春期月经初潮后，天癸尚未成熟，间隔数月甚至半年不来潮者，均属生理性闭经。因地域变迁、环境变换也会出现闭经，这些闭经一般不必治疗。《妇科心法要诀》说："室女经来复不来，若无所苦不为灾，必是避年未充足，若见虚形命可哀。"因此临床治疗闭经时还应排外"并月""居经""避年""暗经"等特殊的生理现象。

西医所说的多囊卵巢综合征、高催乳素血症、卵巢功能早衰、甲状腺功能减退等均可出现闭经。这些疾病引起的闭经，治疗较棘手，属妇科疑难病。此外，个别先天性生殖器发育异常、后天器质性损伤而无月经者，非中医中药治疗范畴。

长期闭经者可并发体重增长迅速，面部起痤疮、色斑，性欲减退，心理负担加重，甚者影响家庭情感等。西医多采取激素治疗。激素治疗有一定副作用，停药后易复。经激素治疗的患者常转中医治疗。中医治疗闭经，虽起效较缓慢，但疗效稳定、持久，愈后复发较少，且无不良反应。

（二）病因病机

闭经在《内经》称"不月""月事不来""经闭"等，如《素问·阴阳别论》说："二阳之病发心脾，有不得隐曲，女子不月。"《内经》认为，闭经的病因有"忧思郁结""胞脉闭……心气不得通""肝血亏损"等。《内经》还记载了治疗血枯经闭的名方——四乌贼一蔍茹丸。《内经》之后，历代医家对闭经的认识逐渐完善，如《医学正传》说："月经全借肾水施化，肾水既乏，则经血日以干涸。"《兰室秘藏》说："妇人脾胃久虚或形羸，气血俱衰，而致经水断绝不行。"《校注妇人良方》说："经水，阴血也，属冲任二脉，上为乳汁，下为月水。其为患，有因脾虚而不能生血者，有因脾郁而血不行者，有因胃火而血消烁者，有因脾胃损而血少者，有因劳伤心而血少者，有因怒伤肝而血少者，有因肾水不能生肝而血少者，有因肺气虚不能行血者。"《妇人大全良方》说："寒气客于血室，以致血气凝滞。"《妇科切要》说："肥白妇人，经闭而不通者，必是痰湿与脂膜壅塞之故也。"

概言之，闭经不外虚、实两端。虚者，冲任亏损，源断其流，常因禀赋素弱，或多产、房劳损伤肝肾，或饮食、劳倦损伤脾胃，化源匮乏，营血亏少，或素体阴虚、久病或失血，阴虚内热，虚火灼津，阴虚血燥，或女性刻意减肥，气血乏源，或人流、药流损及胞膜，或口服紧急避孕药物，影响天癸、冲任；实者，内伤饮食，外感风寒，致寒凝血滞，或七情气郁，气滞血瘀，或肥胖之体，多痰多湿，痰湿阻隔，脂膜阻闭冲任、胞宫。

（三）辨证论治

1. 辨证要点

临证应详审病史，排除生理性闭经、口服紧急避孕药物、刻意减肥、早期妊娠等情况。

明确经闭后，当分清属虚、属实。一般而论，女性已逾18岁尚未行经，或月经逐渐稀发而停经，并伴有其他虚象者，多为虚证；若为既往月经正常，突然停闭并伴有其他实象者，则为实证。

2. 论治要点

经闭的治疗就是一个"通"字。虚者，补而通之，根据不同的病因病机，或补益肝肾，或健脾助化，或益气养血，或滋阴润燥；实者，行而通之，根据不同的病因病机，或行气化瘀，或温经散寒，或化痰通经。临证还需补通、养破、温清、消疏，随证参伍，有机结合，灵活掌握，方能周全。

总之，闭经一证，虚多实少，实者多虚实夹杂，虚者也有虚中夹实，治疗以益气养血，或调补肝脾肾为主，适当佐以行气活血。即使是实证，在攻破的同时亦应适当佐以扶正，尤其在通经之后，一定要调补脾胃、肝肾，既要克服"见闭即通"，又要防止"补而过滞"。

3. 常见证治

（1）肝肾不足证：

主症：禀弱迟至渐少断，腰膝酸软脉细软。

治法：补肾养肝调经。

方药：《景岳全书》归肾丸加减。

（2）气血虚弱证：

主症：渐少淡薄继停闭，倦乏面痿脉微细。

治法：补气养血调经。

方药：《和剂局方》人参养荣丸加减。

（3）阴虚血燥证：

主症：经少渐闭脉数细，潮热盗汗颧赤悸。

治法：养阴除热调经。

方药：《景岳全书》加减一阴煎加沙参、百合、枳壳。少数女性闭经久嗽成劳，方选《妇科心法要诀》劫劳散。

（4）气滞血瘀证：

主症：胁腹胀痛经不行，舌黯瘀烦脉涩沉。

治法：理气活血、祛瘀通经。

方药：《医林改错》膈下逐瘀汤加益母草、天花粉、土元、桂皮。偏气滞者，酌加莪术、木香、青皮；偏血瘀者，酌加三棱、水蛭、姜黄。

（5）痰湿阻滞证：

主症：肥胖痰多经不行，舌大苔腻脉滑沉。

治法：化痰祛湿、理气活血、通经。

方药：苍附导痰汤加当归、川芎、益母草。

（6）实热阻滞证：

主症：经闭带黄腹灼痛，舌红苔黄脉数洪。

治法：清热化瘀通经。

方药：血府逐瘀汤加苍术、黄柏、败酱草、牡丹皮、生薏苡仁。

（7）胞虚寒瘀证：

主症：四肢不温腹冷痛，唇燥肤涩经不行。

治法：调和营卫、温胞通经。

方药：《金匮要略》温经汤加减。

4. 知常达变

秦老继承古人遗训，学习他人经验，结合自己实践，自编了一套治疗闭经的系列方歌诀，现介绍如下：

闭经补脾肾治本，气虚圣愈阿药坤。

阳虚二仙覆菟蓉，河车鹿巴杜石英。

阴虚三补龟女贞，归芍胎盘杞黄精。

兼气血痰瘀治标，主方归芎附丹藤。

气滞血瘀益母笑，桃红花粉与䗪虫。

痰湿枳术星夏苓，藻布苍附益母陈。

多囊物菟路石英，碎断星夏藻留精。

溢乳柴橼膝芽楝，疏肝补肾血下行。

甲减稀少闭不孕，归芍鹿霜附芪坤。

室女经闭调二天，补肾益肝助脾运。

说明：治本，气虚者用圣愈汤加阿胶、山药、益母草（坤草）；阳虚者用二仙汤加覆盆子、菟丝子、肉苁蓉、紫河车、鹿角胶、巴戟天、杜仲、紫石英；阴虚者用熟地、山药、山萸肉、龟板胶、女贞子、当归、白芍、紫河车（胎盘）、枸杞、黄精。治标，主方由当归、川芎、香附、丹参、鸡血藤组成，气滞血瘀者加蒲黄、五灵脂、益母草、桃仁、红花、天花粉、䗪虫；痰湿阻痹者加枳实、白术、胆南星、半夏、茯苓、海藻、昆布、苍术、香附、益母草、陈皮；多囊卵巢者四物汤加菟丝子、路路通、紫石英、骨碎补、川断、胆南星、半夏、海藻、王不留行、黄精；溢乳者主方加柴胡、香橼、川牛膝、生麦芽、川楝子；甲状腺功能减退者主方加当归、白芍、鹿角霜、香附、黄芪、益母草；室女经闭用调二天方。

正常的月经是怀孕的前提与基础。青春期女性月经已来潮而又经闭者，可通过调治以恢复正常的经期、经量、经色、经质，这一调治时间虽然较长，但是对于女性结婚生子有着重大的意义。秦老通过长期临床实践，创制出一首治疗青春期女性月经已来潮而经闭者的基础方，取名为"调二天方"。调二天方既补先天之本肝肾，又助后天之本脾运。全方由当归15克、白芍12克、熟地15克、香附12克、山药15克、黄精15克、菟丝子20克、巴戟天10克、人参10克、黄芪15克、紫石英15克、紫河车（胶囊，吞）5克、覆盆子10克、山萸肉12克、白术10克组成。为建立稳定的月经周期，月经已恢复来潮而经期不稳定者，也需服调二天方以巩固正常的月经。开始每日服1剂，根据证情渐至3日2剂，再至2日1剂，坚持二三个月。若经水基本正常后，可改汤剂为丸剂，善后再服3个月为妥。此方运用还需灵活加减，经期可加益母草、桃仁、丹参；经前加丹参、淫羊藿、牡丹皮；若经水复不来加茺蔚子、苏木、牛膝；经前乳胀痛加生麦芽、柴胡、山楂；肥胖多脂加山楂、荷叶、泽泻。

（四）验案举例

案1

赵某某，女，19岁，山西省保德县人。

初诊：2007年5月3日。患者素体弱，月经16岁初潮，三三个月1行，经期2～3日，经量偏少。今已7个月闭而不行。舌淡暗，苔薄白，脉沉弱迟涩。B超显示：子宫偏小，大小为4.2厘米×2.8厘米。

诊断：闭经（子宫发育不良）。

辨证：先天肾气不足，后天脾失化源。

治法：补养肝肾、健脾化源。

方药：调二天方加减

处方：当归 12 克、炒白芍 12 克、熟地 15 克、山药 15 克、山萸肉 15 克、菟丝子 20 克、覆盆子 20 克、人参 8 克、白术 15 克、黄芪 15 克、炙甘草 6 克、香附 12 克、紫石英 15 克、巴戟天 12 克、益母草 20 克。20 剂，水煎，2 日 1 剂，分 4 次温服。

二诊：2007 年 7 月 6 日。患者服药尽剂，月经于 2007 年 6 月 28 日至，但只有点滴，2 日经净。在补而通之的基础上，少佐行而通之之品。上方加川芎 6 克、川牛膝 10 克、桃仁 9 克。20 剂，服法同前。

三诊：2007 年 8 月 20 日。患者服药尽剂，月经 2007 年 8 月 17 日至今将净，行经较畅，经量稍增，形、气、色、脉渐改善。B 超声显示：子宫大小为 4.9 厘米 × 3.4 厘米。为巩固疗效，改汤为丸，缓以治之。上方 4 倍量，共研为细粉末，炼蜜为 180 丸，每日早晚各服 1 丸。

四诊：2007 年 11 月 30 日。患者在服丸药期间先后行经 3 次，末次月经 2007 年 11 月 26～29 日，经色、经量、经质基本正常。B 超显示：子宫大小为 6.0 厘米 × 3.6 厘米。

本病例患者年仅 19 岁，禀赋不足，月事初潮偏晚，子宫发育偏小，今闭经 7 个月，足见患者先天不足，脾失化源，天癸未充，冲任不健。秦老嘱咐患者，在增加营养、劳逸适度、起居规律、调畅情志的同时，先服中药汤剂 40 剂，继服中药丸剂 3 个月，取得了很好的疗效。调二天方阴阳互补，肝肾同滋，二天（先天、后天）共济，从而使肾气渐盛，冲任渐充，月事以时而下。

案 2

宋某某，女，40 岁，山西省太原市人。

初诊：2006 年 3 月 10 日。患者生育 1 子，人流 2 胎。近 2 年来，患者月经周期逐渐后延，经期渐短，经量渐少，进而发展为闭经，现在已闭经 8 个月。伴烘热自汗，五心烦热，阴中少津，面暗少华，两颧黄褐斑，口干咽燥，睡眠不佳。舌质红，苔少，脉细数。近日 B 超显示：子宫附件未见异常。实验室检查显示：雌、孕激素均低。

诊断：闭经（卵巢功能早衰）。

辨证：肝肾阴虚，天癸匮乏。

治法：滋补肝肾、充化天癸。

方药：自拟方。

处方：熟地 20 克、山萸肉 15 克、山药 15 克、当归 15 克、炒白芍 12 克、枸杞 15 克、黄精 15 克、紫河车（胶囊，吞）3 克、龟板胶（烊化）6 克、女贞子 15 克、菟丝子 20 克、柴胡 9 克、鸡血藤 30 克、鹿角胶（烊化）6 克。10 剂，水煎服，1 剂煎 3 袋，每日早晚各服 1 袋。

二诊：2006 年 3 月 28 日。患者服药尽剂，经水未至，但烘热自汗、五心烦热减轻，阴中稍感湿润，夜间仍口舌干燥。上方加元参 15 克、泽兰叶 15 克、川牛膝 15 克。10 剂，服法同前。

三诊：2006 年 4 月 30 日。患者服药尽剂，于 2006 年 4 月 25～27 日行经，经量少，余症均轻。处以上方 15 剂，服法改为 2 日 1 剂（1 剂分 4 次服，每日 2 次）。

四诊：2006年5月30日。月经2006年5月25～28日行经，经量较前增加。为巩固疗效，秦老嘱咐患者，再服上方2个月。1剂分2日服，间隔1日再服。每月服10剂。

本病例系肝肾阴虚，冲任匮乏，天癸早衰，致月经渐闭及全身不适。本病例患者身居要职，终日繁忙，身心俱乏，加之流产损伤，日久耗气、伤精、损血，肝肾益衰，血海空虚。此自拟方滋阴养血、益气生精，天癸渐充，经水方能正行。

十、经间期出血

（一）概说

凡在2次月经之间有周期性出血的疾病，称"经间期出血"。2次月经之间，古称"细缊期"，西医称"排卵期"。经间期出血，一般出血量少，持续时间有的数小时而过，有的二三日自止。若出血量多，持续时间长，则可视为"崩漏"。

古医籍中对经间期出血论述很少。《竹林女科》有"一月再来"的记载，并认为病因为"性躁多气伤肝，而动冲任之脉"，或为"误食辛热药物""致经再行"。

（二）病因病机

月经周期的排尽、空虚、蓄积、满盈，如月亮之朔望、圆缺，是人体阴阳、气血消长转化的客观生理规律。经期，排尽血海空虚，由阳转阴；经后，阴血渐复，精化为气；经间，阴极阳生，阳气内动；经前，阳气渐盛，精血渐充。经间值阴阳转化，阳气内动的细缊动情期，若人体阴阳调节功能正常，可以适应这种转化。若因肾阴不足、湿热内蕴、瘀血内阻等而不能适应此转化，则出现经间期出血。

（三）辨证论治

1. 辨证要点

经间期出血有 3 个特点：有周期性；出血量较少；出血时间短。

经间期出血的辨证须根据全身的形、气、色、脉及出血的色、质进行综合分析，肾阴不足，阴虚火伏，致出血色红，伴全身阴虚脉症；湿热互结，扰动血海，致下血红黏，赤带，及全身湿热脉症；血瘀阻络，新血不能循经，致出血紫块伴刺痛、全身血瘀脉症。

经间期出血须与以下病证相鉴别：①月经先期，不一定在经间期出血，出血量偏多或正常；②月经过少，一般周期正常；③赤白带，非经间期出现。

2. 论治要点

经间期出血的病因病机多数人认为可能与体质因素有关，素体阴虚内热、湿热内蕴、瘀血阻滞，尤其至经间期阴气渐充，阴极转阳，阳气内动，此时体质不适应此种转化，阳动扰血，故而出血。经间期出血的论治以滋养肾阴、清化湿热、清热化瘀、凉血止血为法，仍须根据全身形、气、色、脉及出血的色、质多少进行综合分析而施治。

3. 常见证治

（1）阴虚火伏证：

主症：头昏腰酸血红少，舌红脉细略弦数。

治法：滋阴清热止血。

方药：傅氏两地汤合二至丸加龟板胶、地榆炭。

（2）湿热内蕴证：

主症：色红质黏赤白带，舌苔黄腻脉滑弦。

治法：清热化湿止血。

方药：傅氏清肝止淋汤去阿胶、大枣，加小蓟炭、苍术、重楼、白蔹。

（3）瘀血阻滞证：

主症：血色紫黑瘀块痛，舌黯瘀斑脉弦涩。

治法：化瘀止血。

方药：傅氏逐瘀止崩汤加减。

4. 知常达变

秦老认为，经间期出血为妇科常见病、多发病，临证十之七八为肾阴不足，虚火内伏，经间期阳气内动，损伤阴络，而致出血。秦老治疗经间期出血，习惯选用傅氏两地汤合二至丸加海螵蛸、茜草炭、益母草。气虚者，加党参、黄芪、仙鹤草；肾虚者，加山萸肉、淫羊藿、旱莲草；兼血热者，加生地、牡丹皮、黄芩；湿热较甚者，加重楼、白蔹、金银花炭；血瘀较重者，加蒲黄（包）、三七粉、红花炭。

还有少数患者，经间期不见出血，但见头昏头痛、胸闷烦躁、少腹胀痛，且呈周期性发作。对此病证，不再立论，可按经间期出血辨证施治，但不用止血药物，少佐理气止痛药物即可见效。

（四）验案举例

张某某，女，28岁，山西省忻州市人。

初诊：2019 年 12 月 8 日。患者未婚，月经 13 岁初潮。患者近半年来反复出现两次月经中间出血，末次月经 11 月 26 ~ 29 日。昨日患者再次出血，经量少，经色红，腹不痛，腰微困。患者平素手足心烧，夜甚。舌偏红，苔偏少，脉细数。

诊断：经间期出血。

辨证：阴虚火伏，热扰血室。

治法：滋阴清热、凉血止血。

方药：傅氏两地汤合二至丸加味。

处方：生地 20 克、元参 15 克、白芍 15 克、阿胶（烊化）6 克、麦冬 15 克、女贞子 20 克、旱莲草 20 克、牡丹皮 10 克、地骨皮 15 克、龟板胶 10 克、地榆炭 15 克、茜草炭 10 克、益母草 10 克。7 剂，每日 1 剂，水煎，分 2 次温服。

二诊：2020 年 1 月 10 日。患者末次月经 2019 年 12 月 24 ~ 29 日。此次经间期患者只出血半日，经量很少，全身症状亦轻，但觉胃脘痞满、呕酸。上方加吴茱萸 3 克、厚朴 12 克。7 剂，每日 1 剂，水煎服。

2 个月后患者前来告知：月经已正常，未见经间期出血。秦老嘱咐患者，停药观察，节制房事，忌食辛辣燥热及发物。

十一、月经前后诸证

（一）概说

女性每于经前数日，或经期，或经后，反复地、规律性地出现一系列症状，如发热、身痛、腹痛、吐衄、吐泻、浮肿、头痛头晕、乳胀痛、口糜、情志异常等，甚者影响生活和工作的疾病，称为"月经前后诸证"。以上症状可单独出现，也可三三两两并见。一般以经前2～7日最明显，经后症状自然消失，也有个别患者出现在经后几日。

古医籍中对月经前后诸证的论述较多。《丹溪心法附余》在论述女性月经病时认为，月经兼发热有常时发热、经行发热。"常时"为血虚有积，"经行"为血虚有热。《证治准绳》有"经候欲行，身体先痛"的论述。《女科经纶》在总结前人的基础上提出"经行客热""经行泄泻"等论，将"有妇人经行必先泻二三日，然后经下"诊为脾虚，治以参苓白术散。《女科经要》对经行伴见的症状论述较详，有经行体痛、经行潮热或客热、经行后发热目暗、经行泄泻等。《叶天士女科》所列月经前后各症状的名目更多，有经来吊阴痛、经来小便痛、经来胁气痛、经来遍身痛等，并论述了这些症状的病机和治法。《妇科心法要诀》以歌括形式论述更详。这些论述对临床仍有较高的指导价值。

（二）病因证治

1. 经行发热

《妇科心法要诀》说："经行发热时潮热，经前血热经后虚，发热无时察客热，潮热午后审阴虚。"这里的"时潮热"是有时发潮热，有时不发潮热。"潮热"即傍晚前发热，发热出现在经前者，多属血热（实热）；发热出现在经后者，多属血虚发热（虚热）。另外，一直发热，无休止时，多为外感发热（客热）；若午后潮热，多为阴虚发热。这几种发热都应仔细辨证，方证对应。《叶氏女科证治》说："经来一半，遍身潮热，头痛，口渴，小腹作痛，此因伤食生冷，故血滞不行，内有余血。忌服补剂，宜服莪术汤。"今可选血府逐瘀汤或少腹逐瘀汤等以活血化瘀。《女科经纶》说："经后发热是血脉空虚，阴虚不足，为有虚而无实也"，可用四物汤加减，以养血滋阴。《陈素庵妇科补解》："经正行，忽然口燥咽干，手足壮热，此客邪乘虚所伤，治法退热凉血，不得用羌、防峻发之剂；若潮热有时，或溅溅然汗出，四肢倦怠，属内伤，为虚证，宜补血清热。"肝郁亦可导致发热，肝气郁结，经行气血下注冲任，血充气盛，气血郁滞，郁而化热，营卫不和，因而发热。《妇科心法要诀》说："经来身热有表发，内热地骨加胡连；经后六神加芪骨，逍遥理脾而清肝。"意思是，经行若有表证者，选桂枝四物汤或麻黄四物汤；经行若系内热者，选加味地骨饮；经后若发热属血虚内热者，选六神汤；经后发热属脾虚肝热者，选逍遥散加味。

2. 经行寒热身痛

《妇科心法要诀》说："经来寒热身体痛，当分荣卫与虚实，有汗不胀卫不足，无汗而胀荣有余。"意思是，经行发热恶寒，身体疼痛，若不胀而汗出者，荣不足故不胀，卫气虚故有汗；若身胀痛而无汗者，荣血实故而胀痛，卫气实故而无汗，此属荣卫不和，肢体失于濡养的表现。《妇科心法要诀》指出，经行寒热身痛的治法为："经来身痛有表发"（同经行发热治法），酌用麻黄四物汤或桂枝四物汤以发之；"无表四物羌桂枝"（血脉阻滞），羌活、桂枝以疏通经络；"经后血多黄芪建"（补益气血），此血虚不荣也。

3. 经行腹痛（详见第二章有关痛经内容）

《妇科心法要诀》说："腹痛经后气血弱，痛在经前气血凝，气滞腹胀血滞痛，更审虚实寒热情。"又说："经后腹痛当归建，经前腹痛气为殃，加味乌药汤乌缩，延草木香香附榔，血凝碍气疼过胀，本事琥珀散最良，棱莪丹桂延乌药，寄奴当归芍地黄。"意思是，经后腹痛为气血虚弱，不荣则痛，宜当归建中汤。经前腹痛为气血瘀滞，不通则痛，当分胀重于痛和痛重于胀，胀重于痛为气滞而导致血瘀，方选加味乌药汤，行气以开之；痛重于胀为血瘀而导致气滞，选琥珀散，破血以通之。

4. 经行吐衄

《妇科心法要诀》说："经前吐衄为热壅，三黄四物大芩连，经后吐衄仍有热，犀角地黄芍牡丹。"意思是，经前后吐血、衄血皆属热，经前是内热壅盛，迫血妄行，选三黄四物汤，泻热止血；经后虽有热，但不宜泻，选犀角地黄汤，清热凉血。《沈氏女科辑要笺正·月事异常》说："倒经一证，亦曰逆经，乃有升无降，倒行逆施，多由阴虚于下，阳反上冲，非重剂抑降，无以复其下行为顺之常。……盖气火上扬，为病最急。"此即经期冲脉上逆，损伤阳络故尔。

5. 经行吐泻

《妇科心法要诀》说："经行泄泻是脾虚，鸭溏清痛乃寒湿，胃弱饮伤多呕饮，伤食必痛吐其食。"意思是，行经泄泻分脾虚与寒湿。脾虚者，腹满，食后泻；寒湿者，鸭溏，冷痛，肠鸣。呕吐为胃弱，吐出清稀涎沫为伤水饮，吐出食物酸腐为伤食、停食。针对经行吐泻的治疗，《妇科心法要诀》说："经泻参苓白术散（以健脾止泻），鸭溏清痛理中汤（以温脾止泻），肌热渴泻七味散（此虚热也，宜七味白术散，即四君子汤加藿香、木香、葛根，以生津健脾止泻），呕饮香砂六君汤（此脾虚水停，选香砂六君子汤，以健脾燥湿止吐）。"伤食、停食引起酸腐食臭之呕吐，选平胃散合大安丸加半夏、生姜，以快膈、消食、止吐。

6. 经行浮肿

平素脾阳虚，水运无力，或肝郁气滞，宣湿不利，值经期冲任气血下注，脾肾更虚，气血壅滞，水湿泛溢，故而浮肿。经行浮肿的病机、证治为：肾阳虚者，选苓桂术甘汤以温肾健脾、化气行水；气滞湿郁者，选八物汤（四物汤加元胡、川楝子、木香、槟榔）加泽泻、益母草以理气行滞、化湿消肿。

7. 经行头痛头晕

经行头痛的常见证治：气血虚弱者，选八珍汤，以益气养血；阴虚阳亢者，选六味地黄丸加味，以滋阴潜阳；瘀血阻滞者，选血府逐瘀汤，以活血化瘀；痰湿中阻者，选半夏白术天麻汤，以燥湿化痰、通络止痛。

经行眩晕的常见证治：痰多者，当理阴阳、化痰湿，选二陈汤加竹沥、姜汁、菖蒲、天麻、橘红；肝肾阴虚而阳亢者，当补肾滋肝、育阴潜阳，选镇肝息风汤；气血两虚者，当益气养血，选八珍汤加味。临证不论何种眩晕均可酌加天麻、钩藤、僵蚕等息风止晕之品。

8. 经行乳胀痛

乳房属胃经，乳头属肝经，冲脉司于肝，隶属于阳明，故冲脉、肝、胃与乳关系密切。肝气郁结或痰湿阻滞，在经前、经期冲任气血充盛时，郁滞更甚，令乳络不畅，而乳胀痛。一般乳胀痛多见于经前三五天，甚者十天半月，经来一二天消失，有的经期乳胀痛，经后即消失，均有明显的周期性和规律性。有以乳房胀痛为主者，有以乳头疼痛为主者，严重者不可触摸，痛连腋窝，或出现乳房肿胀、结块、灼热。经行乳胀痛，以肝郁脾虚较多，表现为胸乳胀痛，或伴食欲不振、心烦易怒、月经紊乱、脉弦，治当疏肝开郁、健脾和胃，方选逍遥散加香附、郁金。胀甚加橘叶、橘核；结块加王不留行、浙贝母、路路通、海藻；肿胀加瓜蒌、蒲公英、夏枯草；若腰酸骨软、性冷不孕加菟丝子、杜仲、川断、紫石英；若宫寒小腹冷加芦巴子、川椒、韭子、吴茱萸；若湿热下注，黄带臭痒，腹腰灼痛加苍术、黄柏、红藤、败酱草。

9. 经行情志异常

经行情志异常是指女性月经前后或经期出现烦躁易怒，悲伤啼哭，情志抑郁，喃喃自语，有时彻夜不眠，甚者狂躁不安，经后复如常人。病因病机：情志内伤致肝气郁结、肝经郁热、痰火内扰；或素体心血不足，遇经期气血骤变，扰动神明，致心神失养（心血不足）。肝气郁结、肝经郁热者，选四物汤合丹栀逍遥散加减；痰火内扰者，选四物汤合黄连温胆汤加菖蒲、远志，重者可选用生铁落饮加减，以清心、豁痰、宁心安神；心血不足者，选四物汤合甘麦大枣汤或天王补心丹，以甘缓养脏、养心安神。

10. 经行口糜

素体火热内蕴，值经期冲脉气盛（冲脉隶属阳明），气火上逆，灼伤口舌，发为口糜。经后冲气和降，口糜渐愈。选四物汤合导赤散加升麻、黄连、牡丹皮。

女性以血为本，以肝为用，尤其经期，皆以血和气畅为要。月经前后诸证应调畅气血，以四物汤加减化裁，方证对应，灵活运用。

（三）验案举例

案1

王某某，女，32岁，山西省忻州市人。

初诊：2016年10月5日。患者生育1子。素体形寒畏冷，经行3~4日，35~40日1行。末次月经2016年9月9~12日。患者近2年每至经期则腹泻，稀软不成形，每日三四次，多于饭后腹泻，小腹微不适，纳少，微恶心。舌淡，苔白滑，脉沉迟弱。

诊断：经行泄泻。

辨证：脾肾阳虚。

治法：补脾益气，佐以温肾。

方药：丹参饮合参苓白术散加减。

处方：丹参15克、砂仁3克、人参10克、焦术15克、茯苓15克、炒白扁豆15克、炒薏仁20克、莲肉15克、炒山药15克、桔梗10克、半夏6克、熟附子（先煎30分）10克、肉桂3克。10剂，3日2剂，水煎服。

二诊：2016年10月21日。患者服药尽剂，今日经至，小腹微胀不适，昨日至今腹泻2次。上方加香附10克、益母草12克。5剂，每日1剂，水煎，分3次温服。

三诊：2016年10月27日。患者经净2日。上方减香附、益母草。10剂，2日1剂，水煎，分4次服，1日2次温服。

四诊：2016年11月18日。患者月经今日来潮，排软便2次，精神、食欲较前改善。上方15剂。2日1剂，服法同前。

五诊：2016年12月20日。患者经水如期而至，大便1日1行，已成形，形、气、色、脉均改善。参苓白术散，每日早晚各服1袋。秦老嘱咐患者，坚持服药1个月善后。

案2

李某某，女，35岁，山西省宁武县人。

初诊：2022年6月15日。患者经产正常。患者平素易上火，近1年来，每至经前5~7日及经期则口舌糜烂，溃疡灼痛，口流涎，经后渐愈。今行经第4日，口糜烂同前，伴心烦，大便干结不畅，小便黄赤，脉滑数。

诊断：经行口糜。

辨证：阳明热蕴，火热上逆。

治法：清胃泻火、平冲降逆。

方药：四物汤、导赤散、清胃散合方加减。

处方：当归15克、川芎6克、白芍12克、赤芍12克、生地20克、木通6克、甘草10克、淡竹叶10克、升麻10克、黄连6克、牡丹皮12克、石膏30克、苍术12克、川牛膝10克、蒲黄（包）6克。15剂，水煎服，经后10日每2日1剂，经前 10 日每 1 日 1 剂，均分 2 次温服。

二诊：2022 年 7 月 18 日。患者昨日经至，口糜较前明显减轻。上方 10 剂（经后 5 剂，经前 5 剂），2 日 1 剂，水煎，分 4 次服，每日 2 次。

三诊：2022 年 8 月 20 日。患者经水准时至，口糜未作。秦老嘱咐患者，改服中成药导赤散，每日 2 包善后。

十二、绝经前后诸证

（一）概说

女性一般在"七七"之年（49 岁左右）月经终止，临床上称"绝经"，也称"经绝"。在绝经前后出现月经紊乱、烘热自汗、头晕耳鸣、烦躁易怒、心悸失眠、五心烦热、腰酸骨软、恐惧不安、情志不宁、眼目干涩、便溏、浮肿、背寒肢冷、倦怠乏力，个别人还出现皮肤瘙痒、感觉异常等与绝经有关的一系列症状，中医称"绝经前后诸证"，西医称"更年期综合征"。

绝经前后诸证的临证表现多样，持续时间有长有短，证情轻重不一。这些症状或三三两两出现，或单一出现。绝经前后诸证的症状轻重、缓急、持续时间长短与个人的禀赋、环境、营养、疾病、劳逸、情绪等相关。

（二）病因病机

女性的生长、发育、衰老是一种必然的生理过程。《素问·上古天真论》精辟地论述了女性一生中生长、发育、衰老的自然规律，书中说："女子七岁，肾气盛，齿更发长；二七，而天癸至，任脉通，太冲脉盛，月事以时下，故有子；三七，肾气平均，故真牙生而长极；四七，筋骨坚，发长极，身体盛壮；五七，阳明脉衰，面始焦，发始堕；六七，三阳脉衰于上，面皆焦，发始白；七七，任脉虚，太冲脉衰少，天癸竭，地道不通，故形坏而无子也。"。肾精的盛衰决定天癸的至与竭，天癸的盛衰决定月经的潮与绝。天癸始于先天父母，养于后天水谷，是主宰女性的生长、发育、生殖繁衍的一种阴精物质（荷尔蒙）。

综上所述，肾气－天癸－冲任－胞宫是主宰女性月经与生殖的功能轴，其间以肾为主导，故称为"肾轴"。绝经前后女性如不能很好地适应肾轴的生理变化，会出现一系列症状，即"绝经前后诸证"。

多数女性能够适应肾轴的生理变化而顺利渡过更年期，仅有一部分女性不能适应肾轴的生理变化出现轻重不同的症状。近年来我们观察到，绝经前后诸证的病人有不断增多的趋势，其原因可能与社会竞争日趋激烈，工作、生活压力加大，饮食结构改变，以及人流、药流、口服避孕药等诸多因素有关。女性本来就"有余于气，不足于血"，加之经、孕、产、乳多次伤血，阴血渐亏，阴不涵阳，阳亢火动而见绝经前后诸证。阴精不足，虚火内炽，则五心烦热、面赤盗汗；肾水不足，心火失制，心肾不交，水火不济，则烘热自汗、心烦失眠、心悸健忘、神志不宁；水不涵木，肝体失柔，肝阳上亢，则头痛目胀、眼目干涩、情绪不稳；肾藏精，精生髓，髓充脑，精血衰少，髓海失养，则头晕耳鸣、腰酸骨软；肝气不疏，肝木乘土，脾土不疏，化源匮乏，则心烦易怒、胸胁不快、纳少便溏、面浮肢肿、倦怠乏力；素体阳虚之人，加之过度乘凉饮冷，肾阳更伤，则背寒肢冷、神痿、性淡、欲寐、少腹空坠。

总之，绝经前后诸证以肾虚为主，以肾阴虚多见，水亏不能制火，易引起肝阳上亢，或心火上炎，呈现上盛下虚的病态。《景岳全书》说："经本阴血，何脏无之？惟脏腑之血，皆归冲脉，而冲为五脏六腑之血海，故经言'太冲脉盛，则月事以时下'，此可见冲脉为月经之本也。"偏阳虚者或阴阳两虚者较少见，临证当从形、气、舌、脉辨之。绝经前后诸证所累及的脏腑，除肾之外，还有心、肝、脾。

（三）辨证论治

1. 辨证要点

绝经前后诸证的辨证之所以以肾为主，是因为天癸、冲任、胞宫的功能皆取决于肾，女性经、孕、产、乳的物质基础均来源于肾，肾精关系人体生长、发育、衰老的根本。由于肾气渐衰、冲任渐虚，精血不足，阴阳失衡而出现肾阴不足、肾阳虚衰、肾阴肾阳俱虚，甚者累及心、肝、脾，出现心肾不交、肝阳上亢等一系列证候。

绝经前后诸证的症状众多，故临证时，绝经前后诸证应与内科一些症状相似的疾病加以鉴别，如眩晕、心悸、水肿等。

2. 论治要点

绝经前后诸证的治疗应以扶正补肾为主，清热不可过于苦寒，祛寒不可过于辛热，泻实不可妄用攻伐，补虚亦防过于塞滞，谨遵《内经》之训："谨察阴阳所在而调之，以平为期"。

3. 常见证治

（1）肝肾阴虚证：

主症：头晕耳鸣烘热汗，经乱无定淋漓断；

腰酸骨软烦易怒，舌红苔少脉细数。

治法：滋养肾阴，佐以潜阳。

方药：左归丸加味。

（2）肾阳虚证：

主症：淡黯量多或崩中，神痿倦乏畏寒冷；

阴坠便溏尿失禁，舌胖白滑脉弱沉。

治法：温肾扶阳，佐温中健脾。

方药：右归丸加味。

（3）阴阳俱虚证：

主症：腰酸乏力双耳鸣，畏寒肢冷脉细沉；

烘热自汗头眩晕，脾肾阳虚便溏肿。

治法：补肾扶阳、滋养冲任。

方药：二仙汤合二至丸加熟地、菟丝子。若偏脾肾阳虚，配加白术、茯苓、故纸。

4. 知常达变

秦老认为，绝经前后诸证由多种因素导致，患体因不能适应这一重大变化，诸症丛生，病情复杂，故制方宜全面。秦老在总结临床经验的基础上，对阴虚阳亢的绝经前后诸证创制了经验方，取名"更年平"。更年平的药物组成：当归、白芍、生地、熟地、山萸肉、制首乌、女贞子、黄精、菟丝子、巴戟天、生龙骨、生牡蛎、炙鳖甲、炙龟板、炒枣仁、砂仁。病情急重者以汤剂急治，病情较缓者以丸剂缓治。方中当归、白芍、生地、熟地、山萸肉、制首乌、女贞子、黄精滋补肝肾、养血填精；菟丝子、巴戟天补精助阳、阳中求阴；生龙骨、生牡蛎、炙鳖甲、炙龟板育阴潜阳、镇肝息风；炒枣仁安神宁志、酸补肝阴；少佐砂仁醒脾和胃，以防滋腻。

随症加味：汗多加浮小麦、地骨皮、五味子，以固表敛汗；失眠多梦加百合、夜交藤，以养心安神；腰酸骨软加骨碎补、狗脊、杜仲，以补肾壮骨；便秘加肉苁蓉、火麻仁、生山药，以滋阴润便；尿频失禁加益智仁、覆盆子、故纸，以补肾固脬；烦躁易怒加柴胡、栀子、郁金，以解郁清肝；情志不宁加甘草、小麦、大枣，以缓急宁神；头痛、头晕加天麻、酒川芎、钩藤，以平肝息风止痛；耳鸣耳聋加枸杞子、磁石、菖蒲，以补肾聪耳；肤痒肌涩加乌梢蛇、胡麻、桑叶，以滋养肌肤。

（四）验案举例

薛某某，女，52 岁，山西省代县人。

初诊：2015 年 6 月 9 日。患者生育 1 女，绝经 2 年。患者高血压史 5 年，药控平稳。

现症：患者 2 年来烘热自汗，心烦易怒，头晕耳鸣，心悸失眠，多梦易醒，精神不振，阴中少津。舌红，苔薄黄，脉细数略弦。

诊断：绝经前后诸证。

辨证：肾阴亏虚，虚阳上扰，心肾不交。

治法：滋阴潜阳、交通心肾。

方药：自拟方更年平加减。

处方：生地15克、熟地15克、山萸肉15克、制首乌20克、黄精15克、当归15克、白芍15克、炙龟板15克、炙鳖甲15克、生龙骨30克、生牡蛎30克、淫羊藿10克、菟丝子10克、黄连3克、肉桂1克。10剂，每日1剂，水煎，分3次温服。

二诊：2015年6月23日。患者服药尽剂，诸症皆轻，仍以心烦失眠、手足心热为主。上方加柴胡12克、牡丹皮15克、炒酸枣仁20克、夜交藤30克。10剂，水煎服，3日2剂，1剂分3次，日服2次。

三诊：2015年7月10日。患者服药尽剂，诸症悉平，唯纳食少，脘痞满。初诊方去生地、肉桂，加白术10克、枳实10克、砂仁（后下）6克、干姜3克，以调中消痞。再10剂，水煎服，2日1剂以善其后。

本病例以肾阴虚为根本，阴不配阳，虚阳上亢，水不济火，心肾不交。方中生地、熟地、山萸肉、何首乌、黄精滋补肝阴；当归、白芍养血柔肝；炙龟板、炙鳖甲育阴潜阳；生龙骨、生牡蛎、炒枣仁、黄连、肉桂，交通心肾，宁心安神；柴胡、牡丹皮疏肝平肝；淫羊藿、菟丝子阳中求阴。全方滋阴潜阳，辅以养肝宁心，阳中求阴，故诸症悉平。

十三、老年经断复来

（一）概说

女性年逾五十，天癸已竭，经断 1 年以上而又复来的病证，称"老年经断复来"，亦称"妇人经断复来"。《傅青主女科》说："妇人有年五十外，或六七十岁，忽然行经者，或下紫血块，或如红血淋。人或谓老妇行经，是还少之象，谁知是血崩之渐乎……乃肝不藏、脾不统之故也。……即气郁甚而发龙雷之炎，二火交发，而血乃奔矣。"又说："妇人有年老血崩者……人以为老妇之虚耳，谁知是不慎房帏之故乎！"老年经断复来，西医多诊断为"老年性阴道炎"。临证务必排除生殖系统恶性肿瘤。

（二）病因病机

老年经断复来的病因病机：肝失藏血、脾失统血、房室不慎。肝失藏血、脾失统血为脏腑虚损，房室不慎为相火妄动。《妇科心法要诀》对老年经断复来有精彩论述，书中说："妇人七七天癸竭，不断无疾血有余，已断复来审其故，邪病相干随证医。"意思是：七七经水不断，无其他病证者，为气血有余的生理现象，不必治疗；已经断复来者，应详审病史，慎察病机，对证论治，不可大意。

（三）辨证论治

1. 辨证要点

临证必须详审出血的时间，出血的量、色、质，以及是否可见五色带下，尤应了解有无腥臭、恶臭之气味，还有全身的形、气、舌、脉，四诊合参，辨明虚实、寒热。临证还应建议患者进行必要的妇科内诊、仪器检查，以排除器质性病变。

2. 论治要点

老年经断复来的论治要点：①肝脾两虚者，以养肝助脾为主，佐以疏肝解郁；②肾虚肝旺者，以滋阴养血为主，佐以壮水制火；③血热下迫者，以清热凉血为主，少佐和胃防寒。

总之，老年经断复来的治疗应从肝、脾、肾入手。《妇科心法要诀》说："经断复来血热甚，芩心醋丸温酒吞，益阴知柏龟生地，缩砂炙草枣姜寻，血多热去伤冲任，十全大补与八珍，暴怒忧思肝脾损，逍遥归脾二药斟。"

说明："芩心"，即"芩心丸"，药用枯芩、条芩各90克，米泔浸7日，炙干，又浸又炙反复7次，研末为丸，如梧桐子大，每服70丸，空心温酒下，日进2次。"益阴"，即"益阴煎"，药用生地9克、知母18克、黄柏18克、醋龟板12克、砂仁3克、炙甘草3克，水煎服。

3. 常见证治

（1）肝脾两虚证：

主症：忧思郁结伤肝脾，淋漓淡红质清稀；

倦怠懒言食少气，悸晕胀溏脉弦虚。

治法：养肝助脾、补气益血，少佐疏肝。

方药：傅氏安老汤加减。

（2）阴虚肝旺证：

主症：色红量少漏不尽，心烦易怒耳聋鸣；

腰酸骨软口咽燥，舌红苔少脉细数。

治法：滋阴养血、壮水制火，少佐疏肝。

方药：益阴煎加女贞子、旱莲草、柴胡、黑芥穗。

4. 知常达变

老年经断复来虽虚证偏多，但临床上虚实夹杂、虚中夹火亦很常见，故当审证求因，因人而异，不可一律滋补。

若经水过多，热随血减，冲任不固，当选十全大补汤、八珍汤以调补气血；若思虑伤脾，脾不统血，当选归脾汤以补脾摄血；若郁怒伤肝，肝失藏血，当选逍遥散以养肝疏肝；若脾虚气弱，升举无力，当选补中益气汤加故纸、赤石脂、仙鹤草、鹿衔草等，或选加味举元煎以补中升陷；若肺胃积热，肝郁血热，迫血妄行者，选蒋士英导下汤加减，以清肺胃、疏肝解郁、调中止血。

《傅青主女科》对年老血崩阴虚火旺者，方用加减当归补血汤（原方：酒归一两、生芪一两、三七三钱、桑叶十四片），服此方4剂后，再加入白术（五钱）、熟地（一两）、山药（四钱）、麦冬（三钱）、北五味子（一钱），服百剂则崩漏尽除。

（四）验案举例

杨某，女，54岁，山西省忻州市人。

初诊：2020年3月15日。患者绝经3年。近3日患者阴中出血，量偏多，色红，无异味，腹不痛，但腰困，阴中微感不适，伴心烦忧虑，口干咽燥。舌质偏红，舌苔偏少，脉细数弦。

诊断：老年经断复来。

辨证：肾阴亏，肝火旺，虚火下注，火动伤络。

治法：滋阴降火、凉血止血。

方药：益阴煎加味。

处方：知母 20 克、黄柏 20 克、生地 20 克、龟板 15 克、砂仁 3 克、炙甘草 6 克、女贞子 20 克、旱莲草 20 克、黄芪 15 克、麦冬 15 克、生山药 20 克、茜草炭 12 克、川断 15 克、焦杜仲 15 克、生姜 3 片，大枣 5 枚。7 剂，每日 1 剂，水煎，分 3 次温服。秦老嘱咐患者服药的同时尽快去西医妇科就诊，以明确诊断。

二诊：2020 年 3 月 26 日。患者服药 3 剂后出血止，行妇科检查未见明显异常，近日因家事不和复出血 3 日。上方加当归 10 克、白芍 15 克、柴胡 9 克。7 剂，服法同前。

三诊：2020 年 4 月 4 日。患者阴道出血基本停止，偶尔手纸上有血迹。上方加仙鹤草 30 克、马齿苋 30 克。7 剂，水煎，改为 3 日 2 剂。

四诊：2020 年 4 月 15 日。近 10 日患者未出血，腰困消失，心情舒快。秦老嘱咐患者改服中成药知柏地黄丸，每日早、晚各服 1 丸；丹栀逍遥丸，早、晚各服 1 袋，以善后观察。

第三章　带下病

　　带下有生理性带下与病理性带下之分。生理性带下是指女性阴道内有少量、无色、无味、黏滑之分泌物，一般不流出体外，起保护阴道的作用。正如张山雷在《沈氏女科辑要笺正》中引王孟英言："带下女子生而即有，津津常润，本非病也。"病理性带下是指带下的味、量、色、质发生异常，并伴有局部和全身症状者。病理性带下是本章讨论的内容。

　　早在《素问·骨空论》就有"任脉为病……女子带下、瘕聚"的记载。张仲景在《金匮要略》中称带下病为"下白物"。明清以后，医家对带下病的认识逐渐完善，他们认为带下病的病因多为湿热、脾虚、风冷、湿痰、七情、房劳损伤等，并认为带下病的发生与脾、肾两脏，任、带二脉关系密切。《妇科心法要诀》对带下病的论述就很有代表性，书中说："带下劳伤冲与任，邪入胞中五色分，青肝黄脾白主肺，虾血黑肾赤属心，随人五脏兼湿化，治从补泻燥寒温，更审疮脓瘀血化，须别胞膀浊与淫。"歌诀中"带下劳伤冲与任"一句，多数医者认为带下病与带脉、任脉关系密切，因带脉司约束，任脉主胞胎，故改成"带下劳伤带与任"为妥。歌诀中"更审疮脓瘀血化"，这里的"疮脓"应包括感染、虫毒等引起的各种炎症，尤重带下有无夹血、有无腥秽臭恶之气味，以排除妇科恶性肿瘤等。歌诀中"须别胞膀浊与淫"提示，临证要鉴别白色分泌物是来自子宫，还是来自膀胱。白浊是从尿道排出的，如脂、黏液，伴尿痛、涩等症状；白淫是由情欲不遂、思念太过，或房事过度引起梦交时，阴道排出的白色黏液。傅山在《傅青主女科》中将带下病分为白、黄、青、赤、黑 5 种色带，确立了一整套辨证论治原则和行之有效的方药。

带下病的发病机制众说纷纭，医家多从湿邪损伤任、带二脉，导致带脉失约、任脉失固着手辨治。湿邪为病有外感与内伤之分，外感多为湿热、湿毒之邪入侵子宫所致；内伤多为脾虚，水失运化，湿浊下注，或肾虚失藏，阴精滑脱而下所致。

临证以白带、黄带、赤白带较为常见。一般来说，带下白色清稀多为脾虚；带下白色黏稠如痰多为痰湿；带下白色水样，伴畏寒肢冷多为肾阳虚衰（寒湿）；带下黄色黏稠、秽臭多为湿热下注；带下黄绿如脓、质稠、秽臭多为湿毒感染；带下多沫夹渣、阴痒多为虫毒内侵；带下白黄夹赤多为阴虚血热，伤及血络；带下质清稀如水，不痛不痒多为气虚失于固摄。

总之，带下病分类较多，治疗方法各异，但多以脾虚湿陷、肝脾失调为主，故总的治疗原则为"健脾化湿为主，疏肝理气为辅"。傅山创制的完带汤就是一首很好的治疗带下病的代表方。完带汤中白术 30 克，山药 30 克，白芍 15 克，党参 6 克，车前子 9 克，苍术 9 克，陈皮、柴胡、黑芥穗各 1.5 克。方中健脾药是疏肝理气药的 20 倍，利湿药是疏肝药的 6 倍。

临证不少医者用此方不按原剂量比例用药，疗效大减，失去了完带汤的原意。

秦老自幼熟背《妇科心法要诀》，临床用之得心应手，现将书中治疗带下病的歌诀摘录如下：

邪入胞中吴茱萸，赤黏连栀青防栀，

白主益气黑六味，黄淡六君或归脾。

胞中冷痛乃寒湿，四物附子桂姜宜，

臭腥兼合知柏用，久滑升柴龙牡脂。

带下湿热清白散，四物姜炭草柏椿，

赤榆荆芩湿二术，滑加龙牡久合君。

带下有余皆湿化，少腹胀疼污水绵，

导水牵滑芩军热，万安牵淑茴木寒。

一、白带

（一）概说

女性阴道内流出白色黏稠或清稀液体，量多，如涕如唾，连绵不断，或有腥臭味的病证，称为"白带"。隋代巢元方在《诸病源候论》中首次提出"白带"这一病名，指出："五脏皆禀血气，其色则随脏不同。肺脏之色白，带下白者，肺脏虚损，故带下而夹白色也。"《傅青主女科》说："妇女有终年累月下流白物，如涕如唾，不能禁止，甚则臭秽者，所谓白带也。"至于妊娠初期、月经前后、经间期有白色如涕、透明、拉丝样黏液相应增多，属于正常的生理性带下，不作病论。

（二）病因病机

白带产生的主要原因是脾虚肝郁，湿浊下注，或肾气虚弱，下元亏损，而致带脉失约、任脉不固。《傅青主女科》说："夫带下俱是湿证，而以'带'名者，因带脉不能约束而有此病，故以名之。"白带乃湿盛而火衰，肝郁而气弱，则脾土受伤，湿土之气下陷，是以脾精不节，不能化荣血以为经水，反变成白滑之物，由阴门直下，欲自禁而不能。或由于饮食不节、劳逸过度、多思久虑，脾气受伤，运化失职，水谷精微不能化营血于全身，反聚而湿浊，流陷下焦而为带。《医学心悟》指出，带下之证"不外脾虚有湿。脾气壮旺，则饮食之精华生气血而不生带；脾气虚弱，则五味之实秀生带而不生气血"。或忧忿气郁，肝气乘脾，损伤脾气，则气郁湿盛而为带。《女科经纶》引缪仲淳语说："白带多是脾虚，肝气郁则脾受伤，脾伤则湿土之气下陷，是脾精不守，不能输为荣血，而下白滑之物。"《女科证治约旨》说："下焦虚寒，脐腹疼痛，痛而不已，遂致白带绵绵。"还有乘凉、饮冷、冒雨、涉水、寒湿之邪入侵，带脉拘急失约。《兰室秘藏》说："治白带久下不止，脐腹冷痛，阴中亦然……此病皆寒湿乘其胞内。"另外，女性有生来形体丰腴，或素食膏粱厚味，多痰、多湿之体，躯脂壅塞，痰湿流注，而为痰湿带下。《妇科心法要诀》指出"不调带下经漏崩……痰饮脂膜病子宫"，概括了白带的发病机制，或禀赋脾虚，或肝郁乘脾，脾运失职，湿浊内生，流注下焦；或湿邪入侵，带脉失约；或肾虚失藏，带脉失约，任脉失固，阴精滑脱。由此可见，白带病机主要为脾虚肾亏，湿邪内盛，带脉失约，任脉失固。

（三）辨证论治

1. 辨证要点

白带的辨证：带下的量多、量少，带质的稀稠、渣沫，带味的腥腐、秽恶，并参以全身形、证、舌、脉，以辨病性的虚实、寒热。

2. 论治要点

白带的治疗须抓住湿邪困脾、脾虚湿聚、脾肾俱虚、带脉失约、任脉失固，致水湿下陷的主要病机，以健脾补肾、固冲束带、燥湿化浊为法。湿热下注之黄带或白黄带将在本章有关"黄带"的内容中讨论。

带下如米泔，或如凝乳状，或如豆渣样，或如泡沫状，或前阴痒，或有腐秽气，多由湿热、虫毒所致，治当清热化湿、杀虫止带。

3. 常见证治

（1）脾虚证：

主症：白色稀稠无臭味，脉弱倦溏食少气。

治法：健脾疏肝、化湿止带。

方药：完带汤加茯苓、白扁豆。

（2）痰湿证：

主症：带多白黏秽如痰，身重苔腻脉濡滑。

治法：燥湿化痰，佐以理气。

方药：渗湿消痰饮或苍附导痰汤。

（3）肾阳虚证：

主症：清冷稀薄久不绝，腰酸畏冷尺迟弱。

治法：补肾温阳、固涩止带。

方药：内补丸或肾气丸，加故纸、桑螵蛸、赤石脂。

（4）湿热证：

主症：白黄痒臭渣沫泔，腹胀苔腻脉滑弦。

治法：清化湿热、杀虫止带。

方药：症状较轻者，清白散加味；湿偏重者，萆薢渗湿汤加味；实热者，八味带下汤加减。

4. 知常达变

（1）若少腹胀痛，污水连绵，属实热者，选导水丸（二丑子、滑石、黄芩、大黄）加味；属寒湿者，选万安丸（二丑子、川椒、木香、小茴香）加味。

（2）秦老谨遵"带下皆湿"的观点并基于对带下病机的认识，主张以"健脾化湿为主，疏肝理气为辅"为治则，以完带汤为治疗白带的代表方、基础方（不改变原方剂量），随症加减，灵活变通。偏湿热者，加黄柏、车前子、土茯苓等；偏痰湿者，减柴胡、白芍，加半夏、茯苓、白果等；带多久不止者，加薏苡仁、芡实、椿根皮等；属脾肾两虚者，加川断、鹿角霜、覆盆子等；偏寒湿者，加吴茱萸、干姜、肉桂、艾叶。

（3）若见带如米泔样，或夹渣样物，或夹沫样带，伴阴痒，除内服完带汤加金银花、蒲公英、白头翁、蛇床子等外，还可选用熏洗坐浴剂（蛇床子30克、苍术20克、黄柏20克、苦参 20 克、黑矾 10 克、雷丸 5 克)。

(四) 验案举例

案 1

赵某某,女,46 岁,山西省忻州市人。

初诊:2007 年 6 月 10 日。患者既往经产正常。患者 1 年多来,带下多,带色白、量多、质稀,无异味,无痛痒,连绵不断。神疲乏力,眼睑微肿,纳呆食少,大便溏软,1 日二三行,腰膝酸软,夜尿频多。舌淡胖,苔白滑,舌边齿痕,脉沉弱濡。B 超显示:子宫附件未见异常。实验室检查显示:阴道分泌物未见明显异常,尿常规未见异常。

诊断:脾虚带下。

辨证:脾虚湿陷,带脉失约。

治法:健脾化湿为主,疏肝理气为辅,少佐温肾助阳。

方药:完带汤加味。

处方:焦白术 30 克、炒山药 30 克、苍术 9 克、车前子 9 克、炒白芍 12 克、党参 9 克、炙甘草 6 克、陈皮 3 克、柴胡 3 克、黑芥穗 3 克、菟丝子 15 克、金樱子 15 克、故纸 10 克、炒芡实 25 克。10 剂,每日 1 剂,水煎,分 3 次服,服 2 日,歇 1 日。

二诊:2007 年 6 月 28 日。患者服药尽剂,白带减少,大便已成形,脸肿消,饮食虽增但仍量少,精神虽好但仍不耐劳。上方加神曲 15 克、茯苓 10 克、炒薏仁 15 克、焦山楂 10 克。10 剂,隔日 1 剂。

2007 年 7 月 16 日,患者电话告知,诸症悉除。

案 2

胡某某，女，45 岁，山西省五台县人。

初诊：2020 年 6 月 30 日。患者生育 2 子，月经大致正常，末次月经 2020 年 6 月 21～25 日。半年来，患者带下白黏或白黄兼夹，稠而量多，偶夹血丝，连绵不绝，有腥臭味。伴腰酸痛，下腹隐痛，心烦易怒，大便不畅不尽。舌淡红，苔白腻，脉弦滑。

诊断：湿热带下。

辨证：脾虚肝郁，湿郁化热，湿热下注。

治法：疏肝健脾、清热化湿。

方药：清白散加味。

处方：当归 12 克、川芎 6 克、白芍 12 克、生地炭 10 克、黄柏 20 克、椿根皮 20 克、姜炭 6 克、柴胡 12 克、土茯苓 50 克、黑芥穗 6 克、苍术 15 克、白术 15 克、茯苓 15 克、炒薏仁 20 克、鹿角霜 10 克、川断 15 克、炙甘草 6 克。10 剂，每日 1 剂，水煎，分 2 次温服。

二诊：2020 年 7 月 12 日。患者带下明显减少，腥臭味轻微，情绪较平稳，腰腹无明显不适。效不更方，上方再服 10 剂，服法改为 3 日 2 剂。

三诊：2020 年 7 月 30 日。患者带下量微，诸症消失。为巩固疗效，上方继服 10 剂，服法改为 2 日 1 剂。

四诊：2020 年 8 月 25 日。患者诸症悉除，形、气、色、脉基本正常。秦老建议患者改服参苓白术散，每日 1 袋；丹栀逍遥丸，每日 1 袋，坚持 1 个月以善后。

二、黄带

（一）概说

女性阴道内流出淡黄色分泌物，或如黄茶浓汁，质黏稠，或如水样，连绵不断，多有臭味的病证，称为"黄带"。巢元方在《诸病源候论》中称为"漏下黄候"。"黄带"一名首见于《傅青主女科》。傅山在《傅青主女科》中说："妇人有带下而色黄者，宛如黄茶浓汁，其气腥秽，所谓黄带是也。"黄带多由湿热内蕴，郁而发黄，或由外邪乘虚入侵，或有脾虚湿注，蕴久化热所致。

黄带多见于西医之阴道炎、盆腔炎、宫颈炎、子宫内膜炎等。

（二）病因病机

《诸病源候论》说："带下黄者，是脾脏虚损，故带下而夹黄色。"《妇人大全良方》说："伤足太阴脾之经，则其色黄如烂瓜。"两书均认为脾虚湿浊内生是黄带发生的机制。《素问玄机原病式》说："带下者，任脉之病也……故下部任脉湿热甚者，津液涌溢，而为带下也。"指出黄带的病因是湿热蕴伤任脉。《傅青主女科》也认为"夫黄带乃任脉之湿热也"，同时论述了湿热黄带的病机："夫湿者，土之气，实水之侵；热者，火之气，实木之生。水色本黑，火色本红，今湿与热合，欲化红而不能，欲返黑而不得，煎熬成汁，因变为黄色矣"。

临床上，黄带最为常见。黄带的病机不外内伤、外感。内伤者，肝郁脾虚，湿浊蕴郁，蕴久化热，湿热交合，下注胞脉；外感者，湿浊、湿毒之邪乘经产虚侵入胞脉，毒蕴化热，损及任、带，而成黄带。

（三）辨证论治

1. 辨证要点

黄带的辨证主要依据带下的量、色、质、气味，参合全身症状、舌、脉，来辨别寒热、虚实。一般认为，黄稠者属湿热；多而稀者属脾虚；黄淡者虚中夹热；黄绿如脓者属湿毒；淡黄无臭者属气虚；黄臭夹血者为湿毒伤络。

2. 论治要点

黄带多系湿热、湿毒为患，临证当分内伤和外感。内伤湿热，是多种因素伤及脾土，湿浊下注，冲任不固，出现虚实夹杂之证；外感湿热、湿毒，蕴结胞宫，多属实证，久病可见实中夹虚。

总之，黄带的治疗以清热除湿、止带为主，以清热解毒之品为辅，酌加健脾化湿。

3. 常见证治

（1）湿热下注证：

主症：黄黏秽臭苔腻厚，腹胀尿涩脉滑数。

治法：清热利湿、止带。

方药：止带汤或清白散加白花蛇舌草、白头翁、土茯苓、败酱草等。

（2）湿毒蕴结证：

主症：多黄赤绿臭如脓，便结口苦脉数频。

治法：清热解毒、化湿止带。

方药：五味消毒饮合龙胆泻肝汤，偏湿重者合萆薢渗湿汤。

（3）脾虚湿蕴证：

主症：淡黄白黄稠腥臭，倦溏食少脉滑濡。

治法：健脾益气、清热利湿。

方药：傅氏易黄汤加味。

4. 知常达变

（1）除上述辨证选方外，秦老在临床上常用以下经验方治疗湿热、湿毒之黄带：苍术 15 克、黄柏 15 克、薏苡仁 30 克、土茯苓 30 克、泽泻 15 克、红藤 30 克、败酱草 30 克、白花蛇舌草 30 克、白头翁 15 克、椿根皮 15 克、白果（捣）10 克、车前子 10 克、牡丹皮 10 克、生地 15 克、赤芍 15 克。全方清热燥湿、解毒凉血。随症加减化裁。水煎服，每日 1 剂，分 3 次饭后服。

（2）黄带之为病，湿热湿毒胶着，难以尽除，配方既要多法并济，又应忌用或少用收敛止涩之品。如黄带迁延，久病必虚，脾气虚陷，症见带下黄白清稀，淋漓不止，神疲少气，其病以虚为主，虚中余热，治当升阳益气为主，清热除湿为辅。此时组方应注意相互配伍，补而不滞，以防助邪留寇。

（3）若湿热胶结，或胞中生疮，或湿热、热毒、虫毒外侵，除内服清热、解毒、除湿止带方剂外，还须选配外用方剂。秦老常选用自拟方（蛇床子 30 克、苍术 20 克、黄柏 20 克、苦参 20 克、黑矾 10 克、雷丸 5 克、马鞭草 20 克），水煎取汁，熏洗坐浴。

（四）验案举例

案 1

陈某某，女，36 岁，山西轴承厂工人。

初诊：2005 年 10 月 3 日。患者既往经产正常。2 个月来带下量多、色黄、质稠、多沫，近 20 日加重，伴气味秽臭，阴部瘙痒灼痛。某医院妇科诊断为"滴虫性阴道炎"，经中西药合用、内外并治未能痊愈。舌质红，苔黄腻，脉滑数。

诊断：黄带。

辨证：湿热下注。

治法：清热利湿、杀虫止带。

方药：龙胆泻肝丸合八味带下汤加减。

处方：①龙胆草 15 克、生地 15 克、黄芩 10 克、栀子 10 克、柴胡 10 克、当归 6 克、车前子（包）12 克、泽泻 12 克、木通 6 克、甘草 6 克、熟军 10 克、陈皮 6 克、金银花 20 克、茯苓 10 克、土茯苓 30 克、苦参 10 克、蛇床子 10 克、百部 10 克、川椒 5 克、马齿苋 30 克。10 剂，1 日 1 剂，水煎，分 3 次温服，经期停服。②每晚服药时，取内服药汁少许，1 倍开水稀释，加热灭菌，用消毒带线棉球蘸药汁纳入阴道，次日起床后拉出，经期停用。

二诊：2005 年 10 月 24 日。患者上诊后黄带逐渐转白，带量减少约一半，阴痒明显减轻，苔黄腻已退。此湿热清除大半，效不更方，上方龙胆草减为 10 克。内服、外用法同前，10 剂。

三诊：2005 年 11 月 5 日。患者服药尽剂，诸症皆除，停药观察。

案 2

刘某某，女，32 岁，山西省大同煤矿职工。

初诊：2017 年 4 月 6 日。患者生育 2 子，人流 2 胎，月经大致正常，末次月经 2017 年 3 月 21 ~ 25 日。

现症：患者 3 个月来带下量多、色黄、呈脓性、质稠、秽臭，夹有渣样物，外阴瘙痒灼痛，口苦。舌质红，苔黄厚腻，脉滑数。西医妇科诊断为"霉菌性阴道炎"。

诊断：黄带。

辨证：湿热下注，蕴结成毒。

治法：清热解毒、杀虫止痒。

方药：内服外用均选用秦老经验方加减。

①内服方：苍术 20 克、黄柏 20 克、红藤 40 克、败酱草 40 克、生薏仁 30 克、土茯苓 50 克、泽泻 15 克、白花蛇舌草 30 克、白头翁 15 克、白果（捣）10 克、车前子（包）15 克、牡丹皮 10 克、生地 15 克、赤芍 15 克。10 剂，1 日 1 剂，水煎，分 3 次温服。②外用方：蛇床子 30 克、苍术 20 克、黄柏 20 克、苦参 20 克、黑矾 10 克、雷丸 5 克、马鞭草 20 克。10 剂，每剂布包、水煎、取汁，先熏、再洗、后坐浴。1 日 1 次，每次坐浴 15 分钟。

二诊：2017 年 4 月 25 日。患者带量减少，色变淡黄或白黄，无脓性，无异味，微痒，纳差。舌淡红，苔白滑（较前薄），脉滑数，重按力不足。内服方去牡丹皮、生地，加黄芪

20克、党参15克、白术15克。10剂，水煎服，3日2剂；外用方同上诊方5剂，隔日1剂，用法同前。

三诊：2017年5月16日。患者带下明显减轻，色变白，阴痒止，纳食虽增但胃脘痞。内服方中加枳实10克、厚朴10克。10剂，3日2剂。

2个月后1位冯姓女子受本病例患者推荐前来就诊，并告知本病例患者的带下病已痊愈。

三、赤带

（一）概说

女性非月经期，阴道中流出一种似血非血的赤色黏液，且淋漓不断的病证，称为"赤带"。《妇科指南》说："带下形如红液者，名曰赤带。"临证以赤白相兼、黄赤相兼、红褐带下较为多见。

赤带初期，量多、色赤、黏腻、腥秽者，多为脾虚湿盛，湿郁化热；或肝经郁热，伤及血分。后期，伤及营血，阴虚火旺，血络损伤。

赤带相当于西医的"血性白带"，可见于妇科炎症、子宫内膜息肉、生殖器官肿瘤等病。临床见到赤带，应尽早明确诊断，选择最佳治疗方案。

（二）病因病机

《傅青主女科》将赤带的病因病机责之于肝、脾两脏，傅山在该书中说："妇人忧思伤脾，又加郁怒伤肝，于是肝经之郁火内炽，下克脾土，脾土不能运化，致湿热之气蕴于带脉之间；而肝不藏血，亦渗于带脉之内，皆由脾气受伤，运化无力，湿热之气，随气下陷，同血俱下，所以似血非血之形象，现于其色也。"《妇人大全良方》认为，风、寒、热之邪乘虚客于胞宫、胞脉是赤带发生的主要病因病机，陈自明在该书中说："此病者，起于风气、寒热之所伤，或产后早起，不避风邪，风邪之气入于胞门，或中经脉，流传脏腑，而发下血，名为带下……若伤手少阴心之经，其色赤如红津……"肝藏血，主疏泄。情志伤肝，肝阴不足，肝火亢盛，肝旺乘脾，脾伤则湿蕴，火旺伤络，络伤则出血，湿与血随经气下注，损伤带脉；外邪乘虚客于胞宫、胞脉，损伤血络，是赤带发生的基本病因病机。

总之，赤带的发生，在脏为肝火旺盛，脾伤湿蕴，以肝为要；在经为任、带损伤，固约无力；在邪为湿火相加，火妄伤络。

（三）辨证论治

1. 辨证要点

根据带下的量、色、质、气味，结合全身症状、舌、脉，综合辨证，分清湿热内蕴、肝经郁热、阴虚血热等不同类型。

2. 论治要点

赤带的论治要点：抓住主要症、脉，辨明证型，确定治法，遣方用药。赤带实多虚少，虚实夹杂。实者肝经郁热，下焦湿热；虚者，阴虚血少，脾气虚弱。治疗大法：①清肝、肾相火，以安血分，但勿过用苦寒，以防败脾伤胃。②育阴养血，滋水涵木，但勿过用滋腻，以防滞脾恋邪。③健脾益气，助运化湿，但勿过用温燥，以防助热动血。

3. 常见证治

（1）湿热内蕴证：

主症：烦热多赤黏稠秽，舌红苔黄脉弦滞。

治法：清热、利湿、止带。

方药：《医学入门》侧柏椿皮丸加减。

（2）肝经郁热证：

主症：少黯紫赤黏腥秽，胁腹胀痛烦弦急。

治法：疏肝清热、利湿止带。

方药：傅氏清肝止淋汤加柴胡、黄芩、黑芥穗。

（3）阴虚血热证：

主症：量少色红烦盗汗，脉细数分舌红干。

治法：滋阴降火、凉血止血。

方药：知柏地黄丸合二至丸加地骨皮、藕节炭、龟板胶、砂仁。

4. 知常达变

赤带除上述3种常见证型外，尚见有其他证型。若带下淡红、质清稀、无臭味、面少华、食少气、体倦乏、舌淡润、苔白滑、脉濡弱等，多因带下日久，气血俱衰所致，治宜益气养血、固涩止带，方选圣愈汤加赤石脂、煅龙骨、煅牡蛎、五倍子、焦艾、阿胶、炙甘草；若兼有湿热、热毒征象者，切勿轻投此方，以防助热敛邪；若中气虚陷明显者，可投补中益气汤加仙鹤草、鹿衔草、乌梅炭等。

（四）验案举例

郝某某，女，35岁，山西省忻州市人。

初诊：2008年2月23日。患者生育2子，第3胎人流术后至今已4个多月，末次月经2008年2月9～15日。患者带下淋漓，连绵不断，赤白相兼，似血非血，质稠、黏秽3个多月，伴头晕眼花、心烦少寐、五心烦热、腰腿酸软、前阴灼热瘙痒。舌质红，苔少，根部苔黄腻略厚，脉细数略滑。西医妇科诊断为"子宫内膜炎"。

诊断：赤带。

辨证：阴虚火旺，下焦湿热。

治法：滋阴降火、凉血止血、清利湿热。

方药：知柏地黄丸加味。

处方：知母15克、黄柏15克、生地20克、熟地炭20克、生山药20克、山萸肉12克、牡丹皮12克、茯苓15克、泽泻12克、女贞子20克、旱莲草20克、地骨皮20克、椿根皮15克、海螵蛸15克、茜草炭10克、水牛角15克。10剂，每日1剂，水煎，分3次温服。

二诊：2008年3月5日。上症稍轻，带质较前稀，兼夹红褐色物，心烦失眠仍在，药后胃脘有不适感、微恶心。上方加酸枣仁20克、栀子炭10克、仙鹤草30克、白术12克、陈皮12克、生姜3片。10剂，3日2剂，水煎服。

三诊：2008年3月22日。带下明显减少，偶尔夹有点滴赤色，心烦失眠改善。末次月经2008年3月7～11日。上方去水牛角。10剂，3日2剂，水煎服。

四诊：2008年4月15日。赤带止，诸症平息。改服知柏地黄丸，每日早晚各服1丸以善后。

第四章　妊娠病

妊娠病又称"胎前病"。"妊娠"之名，首见于《金匮要略》。妊娠病是指从怀孕到分娩这个阶段发生的、与妊娠有关的疾病。妊娠病对孕妇的健康和胎儿的发育有不同程度的影响，甚者会引起堕胎或小产，应予重视并加以防治。

《妇科心法要诀》将妊娠病概括为："妊娠胎前病恶阻，胞阻肿满气烦悬，痫嗽转胞与子淋，激经胎漏胎不安，小产死胎胎不长，子喑脏躁鬼胎连，余病当参杂证治，须知刻刻固胎原"。

诊断妊娠病之前应首先确定患者是否妊娠，这是一项不可忽视的常规检查，具体细节还须通过症脉合参：①确定末次月经时间，明确是否早孕，但须排除个别女性妊娠后仍按月行经（称"垢胎"，亦称"激经"或"盛胎"）的情况；②怀孕半个月后出现厌食、择食、嗜酸、恶心、呕吐、疲倦、畏冷等，一般3个月后自然消失，个别人会持续更长时间，亦有部分人无此反应，严重者当予以治疗；③妊娠后乳房逐渐隆大，乳晕扩大，乳头、乳晕颜色加深；④小腹逐渐增大，一般5个月平脐并可闻及胎动、胎心；⑤脉象滑利且数，正如《妇科心法要诀》所谓："少阴动甚知有子，阴搏阳别尺寸凭，但搏不滑胎三月，搏而滑石五月形"；⑥古有中医药验胎法，今已不用，今有早孕试验等方法，以明确是否怀孕。

妊娠病的病因病机：①若患者素体阴血不足，孕后经血下注养胎，可致阴血更虚，胞胎失养，引发妊娠腹痛、胎萎不长等；若阴虚阳亢，可致子晕、子痫等；若气机逆乱，任脉之气上逆，可致妊娠恶阻。②若胎体渐长，阻滞气机，水湿痰滞，可引发子肿、子胀等；若气机不利，胞脉阻滞，可引发妊娠腹痛；若气滞血瘀，血脉不畅，可出现异位妊娠。③若劳倦过度、房室不慎、跌仆闪挫伤及肝、肾，累及冲、任、胞宫，可致胎动不安、胎漏，甚者堕胎、小产。④若患者平素脾肾亏虚，胎失所养，可致胎萎不长、坠胎、小产。⑤若脾虚失运，水湿内停，可致妊娠水肿等。

妊娠期母体内环境发生变化，这是造成妊娠病的重要病因。《沈氏女科辑要》说："妊妇病源有三大纲：一曰阴亏，人身精血有限，聚以养胎，阴分必亏；二曰气滞，腹中增一障碍，则升降之气必滞；三曰痰饮，人身脏腑接壤，腹中遽增一物，脏腑之机栝为之不灵，津液聚为痰饮。知此三者，庶不为邪说所惑。"

妊娠病的治疗用药：妊娠期，冲任脉旺，气血充足则母子健壮，故妊娠病的治疗以养胎为主。养胎重在养肝肾、理脾胃。肝肾为冲任之本，脾胃为生化之源，本固源充则胎元自安。因胎前多热，古有"胎前一团火"之说，故妊娠病的治疗应以清热养血、固肾安胎、健脾理气为法。用药原则：凡峻下、破血、逐瘀、耗气、散气及一切有毒药品都宜慎用或禁用。秦老常告诫我们，"妊娠用药禁忌歌"应熟背掌握，但在病情需要时"妊娠用药禁忌歌"中的药物亦可酌情选用，此所谓"有故无殒，亦无殒也"。秦老还告诫我们，一定要重视药物的炮制、剂量及服药法度，遵循"衰其大半而止，不必尽剂"及"中病即止"的原则，以防伤胎、动胎。《妇科心法要诀》认为，治疗妊娠病应"胎前清热养血主，理脾疏肝是为兼，三禁汗下利小便，随证虚实寒热看"，并认为安胎应注意"形瘦不宜过热品，体盛补气恐动痰，安胎芩术为要药，佐以他药任抽添，火盛倍芩痰倍术，血虚四物气四君，杜续胶艾胎不稳，气盛苏腹枳砂陈"，为妊娠病的治疗用药指明了方向。

《妇科心法要诀》认为，"受孕分房宜静养，谨戒食味使脾安，调其喜怒防惊恐，慎厥起居避风寒"，指出了妊娠后的调摄禁忌。秦老对妊娠病的诊治积累了丰富的经验，他将女性妊娠期的养生总结如下：

环境雅静，寒温适宜；

空气新鲜，阳光充分；

身体舒展，衣着宽松；

心境平和，勿过动情；

劳逸适度，微动四极；

戒酒戒烟，节制房事；

营养充足，起居有常；

睡眠充足，慎行内诊；

不宜放药，定期孕检；

有病早治，滑胎流产；

养胎之道，清心寡欲。

一、妊娠恶阻

（一）概说

妊娠早期出现恶心呕吐、头晕厌食、倦怠思睡，甚则恶闻食味、食入即吐的病证，称为"妊娠恶阻"，亦称"子病""病儿"等。"妊娠恶阻"病名取妊娠期孕妇"恶心而阻其饮食"之意。

妊娠恶阻，始见于《诸病源候论》"恶阻候"条。一般来说，恶心、呕吐等轻者不属病态，3个月后将逐渐消失。若呕吐频作、食入即吐、水米不进则属病态，应积极治疗，以免影响孕妇的健康和胎儿的发育。《金匮要略》有"妊娠呕吐不止"以"干姜人参半夏丸主之"的记载。唐宋以前，医家普遍认为，妊娠恶阻由脾胃虚弱、风冷乘袭所致。宋代陈自明等人认为，妊娠恶阻可由停痰积饮所致。清代阎纯玺在《胎产心法》中说："恶阻者，谓有胎气，恶心阻其饮食也。妊娠禀受怯弱，中脘宿有痰饮，便有阻病。其证颜色如故，脉息平和，但觉多卧少起，肢体沉重，头目昏眩，恶闻食气，喜啖酸咸，或嗜一物，或大吐，或时吐痰与清水，甚者或作寒热，心中愦闷，呕吐痰水，胸膈烦满，恍惚不能支持。此皆胃气弱，而兼痰与气滞者也。亦有素体不虚，而一受胎孕，则冲任上壅，气不下行，故呕逆者。又有由经水既闭，水渍于脏，脏气不宣通，故心烦愦闷，气逆而呕吐。及三月余，而呕吐渐止。"

（二）病因病机

妊娠恶阻的主要病机：冲气上逆，胃失和降。妊娠恶阻与孕后初期生理上突然改变而身体不能适应互为因果。孕后血聚养胎，冲任之脉精血不足，冲气上逆，冲脉又隶属于阳明，若孕妇平素脾胃虚弱、肝胃不和、痰饮内蓄，则胃不和降引发呕吐等症。妊娠恶阻严重者会伤及气阴，引发胎动不安、胎萎不长、坠胎或小产。

（三）辨证论治

1. 辨证要点

通过月经史、症、脉及相关检查确诊为早孕，并依据孕后出现恶心、呕吐、择食、嗜卧、懈怠等症状，即可诊断妊娠恶阻。妊娠恶阻属于脾胃虚弱者，表现为呕吐清水或冷沫，脉滑无力；属于肝胃不和者，表现为呕吐酸苦，脉弦滑数；属于痰饮内蓄者，表现为呕吐痰涎或黏液，胸膈满闷，脉濡滑。若久吐不止，必津亏液竭，阴分损伤，阴愈虚，吐愈甚，甚者吐出胆汁或咖啡色血液，面色憔悴，神疲体倦，目眶下陷，发热口渴，此为真阴大伤，气阴两亏，病情危重，当积极医治，以防坏变。

2. 论治要点

妊娠恶阻的治疗以调气和中、降逆止呕为主。

妊娠期，孕妇应饮食有节、起居有常、不妄作劳、调整心态。

临证时，我们应按照脾胃虚弱、肝胃不和、痰饮内蓄、气阴两虚等不同证型辨证论治。秦老要求我们牢记《妇科心法要诀》相关内容：

恶阻总括：恶心呕吐名恶阻，择食任意过期安；

重者须药主胃弱，更分胎逆痰热寒。

胎气阻逆：胎气阻逆唯呕吐，无他兼证保生汤；

砂术香附乌陈草，量加参枳引生姜。

说明：保生汤药物由人参、甘草、白术、香附、乌药、陈皮组成。上药各适量，锉为粗末，每服取 9 克，加生姜 3 片，水煎服。

痰饮内蓄：痰饮恶阻吐痰水，烦眩加味六君汤；

枇杷藿香旋缩枳，热秘芩军寒桂姜。

气阴两虚：热阻恶食喜凉浆，心烦愤闷温胆汤；

橘半茯甘与枳竹，更加芩连芦麦姜。

3. 常见证治

（1）脾胃虚弱：

主症：禀弱孕后吐清涎，口淡不思食懒言；

倦怠嗜睡食入吐，舌淡苔白脉滑弱。

治法：健脾和胃、降逆止吐。

方药：《名医方论》香砂六君子汤加白扁豆、紫苏。

（2）肝胃不和：

主症：呕吐酸苦胁不快，头胀目眩太息嗳；

烦渴口苦胸脘闷，舌红苔黄脉弦滑。

治法：抑肝和胃、降逆止呕。

方药：橘皮竹茹汤加黄芩、乌梅。胸胁胀满加枳壳、紫苏，以理气宽中。或选《温热经纬》苏叶黄连汤。

（3）痰饮内蓄：

主症：呕吐痰涎或黏沫，胸膈满闷尤甚晨；

倦怠嗜卧口淡腻，脉濡滑兮苔白黏。

治法：健脾化痰、祛湿止呕。

方药：小半夏加茯苓汤。若痰湿化热，心烦口苦，苔黄腻者加竹茹、黄芩。

（4）气阴两虚：

主症：久吐胆汁咖啡色，面憔眶陷发热渴；

津伤气损神气耗，舌红苔少脉滑弱。

治法：益气养阴、和胃止呕。

方药：生脉饮合《温病条辨》增液汤加陈皮、竹茹、生山药。或《盘珠集胎产证治》滋阴养燥汤（生地、白芍、知母、茯苓、条芩、葛根、橘红、炙甘草、竹茹、灯芯草）合生脉饮。

4. 知常达变

秦老根据多年临床经验，创制出一首治疗妊娠恶阻的经验方，临证灵活加减，疗效十分满意。经验方药物组成：当归12克、白芍12克、白术10克、黄芩10克、紫苏10克、砂仁5克、扁豆15克、陈皮6克、乌梅6克、生姜3片。气虚者，加太子参15克、炙黄芪15克、山药15克，以健脾益气；血虚者，加阿胶10克、生地12克，以补血养阴；痰饮者，加半夏10克、紫苏子15克，以燥湿化痰；胎气上逆者，加炙旋覆花12克、半夏10克，以降逆和中；胎寒者，加吴茱萸6克、干姜3～5克、肉桂3克，以温养胎气；津亏者，加黄精15克、石斛 10 克、麦冬 15 克，以滋养胃阴。水煎服，1 日 1 剂，少量多次服。

对个别药入即吐、闻味即吐的恶阻者，可选香开蒸气法：用鲜芫荽 1 把、苏叶 3 克、陈皮 6 克、砂仁 6 克，水煎，汤沸，香气大出后，即刻倒入大壶内，将壶嘴对准口鼻，令患者吸气。此法具有宽胸定逆、悦脾醒胃之效。之后再令患者少量服药，多可治愈。

对病情严重，久吐不止，甚至出现脱水等极度营养不良状态者，建议采取西医支持疗法。

妊娠恶阻除药物治疗外，还应加强患者的心理疏导，安定患者的情绪，改善患者的环境，调节患者的饮食（患者应饮食清淡、富含营养、少量多餐）。

我们在遣方用药时应遵循补而不滞、滋而不腻、升散勿过、寒不伤胃、热不生燥的原则。对有流产史，尤其是习惯性流产史者，应采取安胎、保胎的防治措施。孕前、孕后应坚持必要的中医药保胎治疗。

（四）验案举例

薛某某，女，34 岁，山西省忻州市人。

初诊：2008 年 1 月 29 日。患者既往有胃下垂史。今早孕 40 日。近 1 周出现恶心呕吐，恶闻食臭，食入即吐，身软，口苦，心烦。舌淡，苔薄黄，脉滑略数。

诊断：妊娠恶阻。

辨证：中气虚弱，胃失和降。

治法：补脾益气、安冲和胃、清热养血、降逆止呕。

方药：自拟经验方加减。

处方：黄芪 15 克、白术 15 克、当归 12 克、白芍 12 克、黄芩 12 克、竹茹 10 克、黄连 3 克、紫苏 10 克、砂仁 3 克、乌梅 6 克、陈皮 8 克、半夏 6 克、生姜 3 片。5 剂，1 日 1 剂，水煎，少量、多次频服。

二诊：2008 年 2 月 5 日。患者服药尽剂，呕吐基本停止，仍有时恶心，伴腰困，小腹微坠感。上方加焦杜仲 12 克、川断 15 克、桑寄生 30 克、阿胶（烊化）6 克、苎麻根 10 克。7 剂，2 日 1 剂，水煎，分 4 次服，1 日服 2 次。

此后患者再没来就诊。1 年后秦老路遇患者的丈夫才得知，患者上诊后诸症消失，并足月顺产 1 名健康男婴。

二、异位妊娠

（一）概说

凡受精卵在子宫腔外着床的病证，称"异位妊娠"，亦称"宫外孕"。根据受精卵着床部位不同，异位妊娠分别有输卵管妊娠、卵巢妊娠、腹腔妊娠、阔韧带妊娠等，其中输卵管妊娠最为多见，约占异位妊娠的 95%。输卵管妊娠在流产或破裂前除有妊娠反应外，多无其他明显症状。输卵管妊娠破裂时，下腹一侧突然出现撕裂样剧痛，持续或反复发作，常伴有恶心呕吐。输卵管妊娠若内出血过多可出现晕厥（休克），是妇科最常见的急腹症之一，若不及时正确处理，可危及患者生命。

异位妊娠在中医学中无专题立论，按异位妊娠的临床表现可归纳于"癥积"范畴。

输卵管妊娠好发于30岁以上，较长时间不生育的孕妇。对于输卵管妊娠，过去西医多采取手术疗法，自20世纪70年代，山西医学院第一附属医院（现称"山西医科大学附属第一医院"）和山西省中医研究所（现称"山西省中医研究院"）的专家们共同研制出宫外孕Ⅰ号方、宫外孕Ⅱ号方后，输卵管妊娠才开始采取中西医结合非手术疗法，并取得了满意疗效。

（二）病因病机

一般认为，异位妊娠主要由少腹宿瘀，任、冲不畅所致。异位妊娠的病因：先天输卵管曲细偏长；痰湿内阻，胞络不畅；气滞血瘀，胞络阻滞；肾气不足，胞脉失养，以及西医所说的慢性炎症致输卵管粘连、增生或狭窄不通等。诸多因素导致受精卵不能顺利到达子宫腔，只能在输卵管着床。

输卵管妊娠后，或因输卵管精血不足，妊娠失养而流产；或因输卵管管壁薄弱，随着孕卵发育不能承载而破裂出血；或血液妄行，流于少腹，气随血脱而亡阳休克；或血溢少腹结成癥积，与周围组织粘连、包裹而形成包块。

（三）辨证论治

1. 辨证要点

（1）未破损期：除有妊娠反应（恶阻）外，一般无其他明显症状。证属气机阻滞，胞脉瘀阻。

（2）已破损期：胚胎渐长，撑破胞脉，血液妄行，腹部一侧剧痛，气随血脱致亡阳休克。症见面色苍白，四肢厥冷，冷汗淋漓，脉微欲绝。

（3）包块期：胞脉破裂，血溢少腹，形成癥积。症见阴道出血，或少腹坠痛，局部拒按。久而耗气伤血，或正虚邪侵，或瘀久化热，从而出现虚瘀并见，或瘀热兼夹诸证。在中医辨证的同时，最好配合超声、检验等西医检查。

2. 论治要点

针对癥积，《妇科心法要诀》的治疗大法为"形虚病盛先扶正，形证俱实去病急，大积大聚衰其半，须知养正积自除"。意思是，凡治癥积，应先审患者的身体状况及病势的轻重、缓急，然后再决定治疗。一般身体虚弱，气血不足，不能承受药物的攻伐削克，即使病势较盛，也应先扶正后攻邪；如果患者身体不虚，症状表现是实证，就要先攻其病邪，但用攻伐药应掌握分寸，根据患者的体质和病势的缓急决定扶正与祛邪的先后以及用药轻重，切不可过度攻伐，损伤正气，造成不良后果。攻邪要留有余地，最终靠扶正，使正气充足，气血调和，靠自身的抗病能力，消除残余的病邪。这一治疗原则也是《内经》治疗思想的体现。

宫外孕尚未破裂者，中医治疗宜行气、活血、化瘀为主，以通畅血行、杀胎为要。

宫外孕已破裂者，气随血脱，宜中西医结合，中医以回阳救逆为要，同时积极配合西医治疗以止血补血，纠正休克。

宫外孕休克纠正后，中医以补气养血、回阳益阴为主，佐以行气活血、消癥破积之品。若出血过多，难以控制，当及时手术治疗。

宫外孕已成包块癥积者，证情较稳定，治宜破瘀消癥；若虚实并存者，以扶正补虚为主，辅以祛瘀消癥；若以实证为主者，以破瘀消癥为主，少佐扶正补虚。并采取内服中药，保留灌肠，药渣外敷等多途径给药法，以达邪祛正复、包块较快吸收的目的。

3. 常见证治

（1）血瘀证（宫外孕未破裂，症情较稳定）：

主症：卵管妊娠未破损，下腹一侧痛隐隐；

　　　脉滑微弦恶阻并，妊娠试验呈阳性。

治法：活血化瘀、杀胎。

方药：宫外孕Ⅱ号方（赤芍 15 克、丹参 30 克、桃仁 10 克、三棱 10 克、莪术 15 克）加元胡 10 克、五灵脂（包）10 克、没药 6 克、乳香 3 克、天花粉 15 克、大蜈蚣 3 条。水煎服，1 日 1 剂，分 3 次服。

（2）气脱证（胞脉破，大出血，气随血脱）：

主症：突发下腹剧烈痛，面色苍白肢厥冷；

　　　冷汗淋漓恶呕吐，脉微欲绝亡阳证。

治法：回阳救逆、化瘀止血、中西救治。

方药：参附汤（人参 15~30 克、附子 15~30 克）加麦冬 15~30 克、五味子 10~15 克合宫外孕Ⅰ号方（赤芍 10 克、丹参 10 克、乳香 3 克、没药 3 克、桃仁 6 克）。阳虚甚者，加干姜 6 克、炙甘草 15~30 克；大汗淋漓者，加山萸肉 60 克、煅牡蛎 30 克、煅龙骨 30 克。水煎服，酌情 1 日 1~3 剂，必要时昼夜不拘时间频频服。在药物治疗的同时，要中西医严密观察，随时配合急救治疗。

（3）癥积期（腹腔包块形成，虚脱纠正，疼痛缓解，阴道出血停止，证情较稳定）：

主症：腹腔包块已形成，腹痛消失或渐轻，

　　　生命体征已平稳，脉象细涩出血停。

治法：破瘀消癥。

方药：宫外孕Ⅱ号方加元胡12克、没药6克、乳香3克、甲珠（冲）3克、牛膝10克、血竭（冲）3克。水煎服，每日1剂，分3次服，10日为1个疗程。

保留灌肠方（自拟方，桃仁15克、丹参15克、王不留行30克、赤芍15克、三棱15克、莪术12克、蒲公英20克、石见穿15克），水煎2次，取汁200毫升，加入三七粉3克、生山药粉适量，使之为稀糊状，待温凉后保留灌肠。

4. 知常达变

秦老临证多在妇产科的邀请下对异位妊娠进行会诊治疗。在中医辨证的基础上，秦老常结合具体情况进行治疗，HCG（人绒毛膜促性腺激素）高者，以杀胎化癥为主，出血多者酌加化瘀、止血之品，瘀久化热者酌加清热、凉血、解毒之品。对陈旧性宫外孕包块，秦老多以破瘀、软坚、消癥为主，据证情酌加扶正清热之品。

秦老临证多采取内服汤剂、保留灌肠、药渣外敷等多途径给药治疗，以达增强疗效、缩短病程之目的。

实践证明，中西医结合非手术治疗异位妊娠相较单纯西医治疗或单纯中医治疗，具有较高安全性、痛苦少、病程短、花费少、后遗症少等优点，并可保留生育功能。

秦老在临床实践中创制了治疗癥积包块的较理想的经验方，取名为"宫外孕消癥汤"。宫外孕消癥汤的药物组成：当归15克、赤芍15克、丹参30克、香附15克、三棱10克、莪术15克、桃仁10克、血竭（冲）3克、王不留行30克、土元10克、红藤30克、败酱草30克、白术15克、枳实12克、山楂15克。水煎服，1日1剂，分3次服。药渣加适量白醋、冰片1克，布包加温，外敷包块局部，每次20分钟，每日2次。全方由15味中药组成，以行气、化瘀、消癥为主，养血活血、清热解毒、健脾消积为辅。临证使用宫外孕消癥汤尚须辨证加减，此方具有破不伤血、消不伤气，使包块较早吸收之功效。

加减：HCG高者，加蜈蚣2～3条、紫草10～15克、天花粉10～15克；血虚明显者，加黄芪15克、阿胶10克、熟地10克；气虚明显者，加人参10～15克、黄芪15～30克、仙鹤草30～60克；瘀久化热明显者，加牡丹皮10～15克、金银花20～30克、马齿苋10～15克；包块较大、较硬者，加炙鳖甲15克、生牡蛎30克、夏枯草30克；脘腹痞胀者，加厚朴15～20克、木香10克、陈皮10克；阴道出血不止者，加蒲黄（包）10克、三七粉（冲）3～6克、贯众炭10克；便结不畅者，加熟军10克、莱菔子15～20克、生山药60～100克；阳虚明显者，加附子（先煎）10～15克、炮姜10克、肉桂5～10克。

（四）验案举例

案1

孟某，女，31岁，山西省原平市人。

初诊：2008年3月20日。患者生育1女，曾诊为盆腔炎。

患者左侧小腹微痛，伴恶心呕吐 1 个月余。实验室检查显示：HCG 1 000 纳摩尔/升。B 超显示：左侧输卵管包块 1.5 厘米 × 1.3 厘米（宫外孕可能）。

诊断：宫外孕（未破期）。

辨证：气机阻滞，胞脉瘀阻。

治法：活血化瘀、杀胎为要。

方药：宫外孕Ⅱ号方加味。

处方：赤芍 15 克、丹参 30 克、桃仁 10 克、三棱 10 克、莪术 15 克、元胡 10 克、五灵脂（包）10 克、没药 6 克、乳香 3 克、天花粉 15 克、蜈蚣 4 条、紫草 30 克、半夏 6 克、生姜 3 片。7 剂，1 日 1 剂，水煎，分 3 次温服。秦老建议患者住院观察。

二诊：2008 年 3 月 28 日。患者已住院，近 2 日阴中下血少量。昨日测 HCG 10 纳摩尔/升。处方：当归 24 克、川芎 10 克、桃仁 6 克、炙甘草 6 克、炮姜 8 克、益母草 30 克、五灵脂（包）10 克、蒲黄（包）10 克。7 剂，1 日 1 剂，水煎，分 2 次温服。

三诊：2008 年 4 月 10 日。患者住院 10 日后出血止，腹痛消失，精神欠佳，脉细弱。方以八珍汤加味。处方：党参 15 克、白术 12 克、茯苓 10 克、炙甘草 6 克、当归 12 克、川芎 6 克、白芍 12 克、熟地 15 克、益母草 20 克、阿胶（烊化）10 克、山楂 10 克、仙鹤草 30 克。7 剂，1 日 1 剂，水煎，分 2 次温服。秦老嘱咐患者，加强饮食营养，适当休息。

案 2

杨某某，女，30 岁，山西省忻州市人。

初诊：2009 年 6 月 16 日。患者结婚 6 年，曾诊为慢性盆腔炎、左侧输卵管通而不畅。患者既往月经大致正常，至今已停经五十余日，1 周前突发左下腹撕裂样剧痛，伴恶心呕吐，急诊住院。经山西省忻州市人民医院妇科诊断为宫外孕（左侧输卵管壶腹部）。患者因恐惧手术，故采取保守治疗。实验室检查显示：HCG 9 纳摩尔/升。患者阴中少量出血，左下腹隐痛，压痛（±），左下腹可扪及包块。面白黄，脉细涩，舌淡暗，苔薄黄。

诊断：宫外孕包块。

辨证：瘀血内阻，气血亏虚，虚实并存。

治法：破瘀消癥，少佐扶正补虚。

方药：自拟宫外孕消癥汤加减。

处方：当归 15 克、赤芍 15 克、丹参 30 克、香附 15 克、三棱 10 克、莪术 15 克、桃仁 10 克、血竭 3 克、王不留行 30 克、土元 10 克、红藤 30 克、败酱草 30 克、白术 15 克、枳实 12 克、山楂 15 克、黄芪 20 克。5 剂，1 日 1 剂，水煎，分 3 次温服。药渣加白醋少许、冰片 1 克，布包加温，外敷腹部包块处，每次 20 分钟，每日 2 次。

二诊：2009 年 6 月 22 日。患者经上述治疗腹痛止、出血止。B 超显示：包块缩小为 4 厘米×3 厘米。上方去血竭，加制鳖甲 15 克。10 剂，1 日 1 剂，水煎，分 3 次温服。药渣外用同前。

三诊：2009 年 7 月 5 日。患者无明显不适，食欲、精神好，面色改善。B 超复查显示：包块大小 3 厘米×2 厘米。上方 2 倍量，共研为细末，分 30 日服，1 日 3 次，1 日 5 克，开水送服。

四诊：2009 年 8 月 8 日。患者服药尽剂。昨日 B 超显示：包块大小 0.9 厘米×0.6 厘米。秦老遵《妇科心法要诀》"大积大聚衰其半，须知养正积自除"之意，嘱咐患者饮食有节、起居有常、不妄作劳。

3 个月后随访患者，包块已消失。

三、胎漏、胎动不安

（一）概说

妊娠期孕妇阴道少量出血，或时断时出，或淋漓不断，而无腰痛、腹痛者，称为"胎漏"；若先感腰酸、小腹痛坠或见阴道少量出血者，称为"胎动不安"。

胎漏、胎动不安，早在《金匮要略》中就有记载，但"胎漏""胎动不安"病名始见于《诸病源候论》。《诸病源候论》对"妊娠漏胞候"和"妊娠胎动候"的病因病机进行了初步论述。

胎漏、胎动不安相当于西医的先兆流产，指孕妇在妊娠28 周内，首先出现阴道出血，继而出现阵发腹痛、腰痛，此时宫口未开，胎膜未破，子宫大小与停经月数相符，经保胎后大多可继续妊娠。妊娠 12 周内的先兆流产，称"早期先兆流产"；

12~28周的先兆流产，称"晚期先兆流产"。胎漏、胎动不安，若经休息、调养、治疗后出血停止、疼痛消除，妊娠可继续；若出血增多、疼痛加剧，可发展为"难免流产"，相当于中医的"坠胎""小产"。

秦老临证数十年，对胎漏、胎动不安的辨证论治积累了丰富的经验，形成了自己独特的诊治和用药思路，在保胎治疗方面疗效显著。我们观察到，有些患者在保胎成功后仍坚持服用中药汤剂或散剂6~8个月，对母体的健康、胎儿的发育及顺产起到了积极作用。许多习惯性流产患者，如怀孕第三、第四甚至第五、第六胎不能足月顺产的患者，通过坚持保胎调养数月，达到了足月顺产之效，从而圆了患者及全家的盼子之梦。

（二）病因病机

胎漏、胎动不安发生的关键病因病机是冲任不固，不能摄血养胎。导致冲任不固的原因有肾虚不固、气血虚弱、阴虚血热、跌仆损伤、房室不慎等。临证所见以肾虚、血热者居多，房室不慎损伤者也不少见，故当细察病因病机。

《经效产宝》认为，"非即之气，伤折产妇，热毒之气，侵损胞胎，遂有坠胎漏血"。《万氏妇人科》认为，"脾胃素弱不能管束其胎，气血素衰不能滋养其胎"，指出脾胃虚弱，气血生化不足，与胎漏、胎动不安有关。《女科经纶》认为，"女之肾脏系于胎，是母之真气，子之所赖也"，阐明肾气亏损不能固胎是胎漏、胎动不安的病因病机。《妇科心法要诀》认为，"气血充实胎自安，冲任虚弱损胎元，暴怒房劳伤肝肾，疾病相干跌仆颠……"，指出气血充，形体壮，胎安固，若冲任虚损，碍胎发育，或暴怒、房劳伤肝肾，或孕后他病及胎，或跌仆磕摔、高处坠下皆可导致小产或坠胎。妇科名医罗元恺认为，本病"不外乎肾脾、气血、冲任二脉耗损"，概括了胎漏、胎动不安的病因病机。秦老认为，胎漏、胎动不安常由体质因素、外伤、持重、房劳等多种原因使肾气虚损、冲任精血不足，阴虚血热，虚火内扰，热伤血络，扰动胎元所致。

（三）辨证论治

1. 辨证要点

胎漏，出血量少，或时出时止，或淋漓不断，但无腰腹坠痛，妊娠试验为阳性。

胎动不安，腰腹痛坠不甚，或少量出血，妊娠试验阳性。若出血增多，腰酸痛坠加重，妊娠试验由阳转阴，为胎已陨落；若腹痛加重，出血增多，而后胎动停止，多为胎已停育。临证必须证脉合参，根据相关检验数据综合分析、判断方为妥当。

另外，胎漏、胎动不安应与"激经"加以鉴别。一般来说，激经不属于病态，不必治疗，正所谓"子大能食经自停"（《妇科心法要诀》）。激经为妊娠期间月经按月而行，经量较少，无其他不适，六脉和滑；而胎漏、胎动不安为阴道出血，不时而下，往往伴有其他病证。

2. 论治要点

胎漏、胎动不安的论治，应以补肾固胎为主，并根据不同证型分别采取补肾固冲、补气养血、清热凉血、扶正化瘀等治法。然而不论何种证型，也不论何种治法，切莫忘"须知刻刻顾胎元"（《妇科心法要诀》）之旨。

3. 常见证治

（1）肾虚失固：

主症：胎漏胎动血淡少，腰酸腿软腹坠作；

　　　头晕耳鸣尿频漏，脉沉尺弱苔滑薄。

治法：固肾安胎，佐以益气。

方药：《医学衷中参西录》寿胎丸（菟丝子、桑寄生、川断、阿胶）加党参、白术、益智仁、覆盆子、桑螵蛸。血虚合四物汤。

（2）气血虚弱：

主症：胎动胎漏血稀淡，腹腰困痛或坠胀；

　　　倦软神痿食少气，脉滑无力苔薄淡。

治法：补气益血、固肾安胎。

方药：《景岳全书》胎元饮（人参、当归、杜仲、白芍、熟地、白术、陈皮、甘草）加黄芪、阿胶、焦艾。

（3）阴虚血热：

主症：胎动胎漏血鲜红，腰腹胀坠烦热痛；

　　　便秘尿赤喜冷饮，舌红苔黄脉滑频。

治法：滋阴清热、凉血安胎。

方药：《景岳全书》保阴煎（生地、熟地、黄芩、黄柏、白芍、川断、山药、甘草）加藕节、荷叶、旱莲草、苎麻根。亦可选自拟经验方——补肝肾清热固胎汤（当归、白芍、白术、黄芩、知母、山萸肉、女贞子、旱莲草、生地、菟丝子、桑寄生、川断、杜仲、荷叶、藕节）。

（4）跌仆外伤：

主症：跌仆闪挫持物重，房劳不慎胎元损；

腹腰胀坠下血痛，脉滑无力舌苔平。

治法：补气和血、固摄安胎。

方药：圣愈汤加菟丝子、桑寄生、川断、仙鹤草。若出血过多可减当归、川芎，加阿胶、血余炭、三七粉。

此外，若属瘀血阻滞，新血不能养胎而致胎漏、胎动不安，症见下腹痛坠、下血黯瘀、舌上瘀斑点、脉象涩滞等，在辨证准确的前提下选用《医林改错》少腹逐瘀汤化裁，可获意想不到的效果。

4. 知常达变

胎漏、胎动不安以胎动频繁，或腰酸腹痛坠，或阴道出血为主症。一般通过卧床休息、多方调养及中药调治，大多患者症状消失而继续妊娠。

秦老常用自拟经验方——补肝肾清热固胎汤治疗胎漏、胎动不安及滑胎偏于肝肾亏虚、阴虚血热者，临床疗效佳。补肝肾清热固胎汤的药物组成：当归 10～15 克、白芍 6～12 克、白术 6～10 克、黄芩 6～12 克、知母 6～10 克、山萸肉 10～15 克、女贞子 10～15 克、旱莲草 10～15 克、生地 10～15 克、菟丝子 15～20 克、桑寄生 20～30 克、川断 10～15 克、杜仲 10～15 克、荷叶 30 克、藕节 30 克。水煎服，1 剂分 2～3 次口服。可随症加减药物，同时根据证情或 1 日 1 剂，或 2 日 1 剂，或 3 日 1 剂。

少数患者经精心调养、调治，保胎无效而最终坠胎、小产者，虽胚胎已坠落，但有阴道出血，可给予生化汤（当归、川芎、桃仁、炮姜、炙甘草）化裁治疗，以增进母体早日康复，加速子宫复旧。

个别患者胎坠不全，殒胎残留，应高度重视，以防大出血导致血脱亡阳之危候。急当扶正逐瘀、补消兼施之法。可参考使用秦老经验方——扶正逐瘀汤。扶正逐瘀汤的药物组成：当归 15 克、川芎 6 克、五灵脂（包）10 克、蒲黄（包）10 克、黄芪 20 ~ 30 克、人参 15 ~ 30 克（甚者 60 克）、炮姜 6 ~ 10 克、红花炭 3 ~ 5 克、益母草 30 ~ 50 克、仙鹤草 30 ~ 100 克。扶正逐瘀汤可在扶正益气的同时，使残胎瘀血尽早排出。

对出血不止者，当辨明是胎死不下还是宫缩无力，是瘀滞残留还是感染邪毒，可分别予以益气养血以扶正，或扶正逐瘀以排残，或清热解毒以抗邪，对胎死不下者当尽早处置。出血不止，往往多因互见，治当分轻重、缓急，精准辨证，合理施治。

（四）验案举例

案 1

王某某，女，42 岁，山西省忻州市人。

初诊：2021 年 9 月 5 日。患者已生育 1 女（14 岁）。二胎早孕 3 个月，出现阴道出血 3 日，时多时少，血色鲜红，下腹微感痛坠，腰酸不显，食欲、睡眠、精神尚好。舌质红，苔薄黄，脉滑数。B 超显示：胚胎发育，胎心搏动正常。

诊断：胎动不安。

辨证：阴虚血热，冲任不固。

治法：滋阴清热、凉血安胎。

方药：补肝肾清热固胎汤加减。当归 10 克、白芍 12 克、生地 15 克、熟地 15 克、知母 12 克、女贞子 15 克、旱莲草 15 克、龟板胶 10 克、白术 10 克、黄芩 12 克、川断 15 克、杜仲 12 克、菟丝子 20 克、藕节 30 克、荷叶 30 克、砂仁 3 克。5 剂，水煎服，1 日 1 剂，分早、午、晚 3 次服。

二诊：2021 年 9 月 11 日。出血较前略少，证脉同前，患者心有压力，精神紧张，担心胎儿不健康，要求流产。根据临床经验，秦老认为胎孕平和，出血量少，继续妊娠的可能性很大，于是在坚持安胎止血治疗的同时，对患者进行多次耐心的心理疏导，使之逐渐放松情绪，树立必胜的信心；嘱咐患者在卧床休息的同时做一些适当而有益身心的活动；嘱咐患者多吃清淡、富含营养的饮食，忌食辛辣发品，保持大便畅通。患者先后出血两月余，坚持服保胎中药 3 个月后，诸症消失，身心健康，于 2022 年 4 月顺产 1 名健康男婴。

案 2

付某某，35 岁，山西省忻州市人。

初诊：1984 年 6 月 8 日。患者已生育 1 子。现二胎早孕 2 月余，出现下腹腰酸痛，阴中下血少量，色黯夹瘀块。舌见瘀斑点，舌质暗，脉沉涩。患者要求保胎治疗。

诊断：胎动不安。

辨证：瘀血阻胞，新血不能养胎。

治法：破瘀保胎。

方药：遵种子安胎第一方——《医林改错》少腹逐瘀汤之意处方。当归 12 克、川芎 6 克、赤芍 12 克、五灵脂（包）10 克、蒲黄（包）10 克、没药 6 克、川断 15 克、阿胶珠 10 克、焦杜仲 15 克、炙甘草 10 克。5 剂，水煎服，1 日 1 剂，分 3 次服。

二诊：1984 年 6 月 14 日。患者由丈夫用自行车推来就诊。从昨日下午始出血尽止，诸症消失，脉已滑利冲和。当归 15 克、川芎 6 克、赤芍 15 克、生地 15 克、熟地 15 克、海螵蛸 6 克、茜草 6 克、党参 15 克、白术 10 克、黄芩 10 克、砂仁 3 克。5 剂，水煎服，1 剂分 4 次服，2 日 1 剂。本方扶正气、消残瘀、安胎元，有缓治取效之意。患者先后共服 20 剂，2 个月后随访，诸症基本消失。B 超显示：胚胎发育正常，胎体大小已平脐。患者足月顺产 1 名健康女婴。

四、滑胎

（一）概说

凡堕胎、小产连续发生 2 次及 2 次以上者，称为"滑胎"，亦称"数堕胎"或"屡孕屡堕"。滑胎相当于西医所称的"习惯性流产"。滑胎是妇产科的常见病、多发病，严重影响患者的身心健康和家庭和谐。

滑胎首载于《诸病源候论》，书中谓"若气血虚损者，子脏为风冷所居，则血气不足故不能养胎，所以致胎数堕"，认为体虚气血不足，外伤风冷内犯胞中阻滞气血，胎失所养，而致数堕胎。《太平圣惠方》认为"怀胎数落而不结实者……此是子宫虚冷所致",明确指出滑胎的病位在子宫,病因是子宫虚冷。《景岳全书》说:"数见坠胎者,必以气脉亏损而然……况妇人肾以系胞,而腰为肾之府,故胎妊之妇最虑腰痛,痛甚则坠,不可不防……凡胎孕不固,无非气血损伤之病,盖气虚则提摄不固,血虚则灌溉不周,所以多致小产。"由上可知,历代医家对滑胎病因的认识是有一个过程的,最初人们认为滑胎是风冷为患,经过不断临床实践,人们逐渐认识到滑胎为虚损不足,认为肾虚及气血不足才是滑胎的主要病因。

引起滑胎的病因多端,不外乎先天因素和后天因素。先天不足,男子精不壮,女子血不健,胎孕虽能凝合而不能生长发育;后天调养不慎,气血虚弱,或屡次堕胎伤及胞脉,或房室不节,冲任损伤均可导致滑胎的发生。

(二) 病因病机

中医认为,生殖的根本是肾气、天癸、冲任、胞宫之间的相互为用及调节滋养,只有这样才能完成正常的胎育。

1. 肝脾肾、精血与滑胎的关系

肝藏血、主疏泄而调血;脾生血而主统血;肾藏精,而主生殖。肾为先天之本,脾为后天之本,先天生后天,后天养先天,先天、后天相互为用。精血之间,血能化精,精能化血,互生互化。肝脾肾、精、血,无论哪一个出了问题,都能影响胎育的相关环节,导致胎失所养,而见屡孕屡堕。

2. 冲任、气血与滑胎的关系

"冲为血海""任主胞胎"，冲任二脉皆起于胞中，隶属于肝肾，主司女性生殖与胚胎的形成、发育。若孕妇因思虑、劳倦、大病伤脾，则气血化源匮乏，冲任气血不足，不能养胎、摄胎，而致数次堕胎。《叶氏妇科证治》认为"妇人有孕，全赖血以养之，气以护之"，说明血能养胎，气能载胎。《格致余论》认为"血气虚损，不足荣养，其胎自堕；或劳怒伤情，内火便动，亦能堕胎"，说明劳倦、思虑、暴怒都能损伤气血，使冲任失固，胎失所养，而致滑胎。

3. 瘀血与滑胎的关系

《医林改错》认为瘀血可致滑胎，王清任在书中说："不知子宫内，先有瘀血占其地……血不能入胎胞，从旁流而下，故先见血，血既不入胎胞，胎无血养，故小产。"宿血内停、寒凝瘀阻、瘀热互结可以导致血瘀气滞，血不归经，冲任失调，胎失摄养，是引起滑胎的重要原因。

4. 房事不节与滑胎的关系

妊娠后夫妇宜分房静养，在妊娠 3 个月内严禁房事。临床上，许多患者发生滑胎的原因与房事不禁，损伤冲任，致胎元不固而坠胎、小产，甚而屡孕屡堕有密切关系。

秦老认为，滑胎发生还与生活中诸多因素有关，如农药、化肥、食品添加剂、化学物品等的大量使用，以及高温作业、射线辐射、空气污染、工作压力大等。

（三）辨证论治

1. 辨证要点

堕胎、小产连续发生 2 次或 2 次以上，是诊断滑胎的依据。在详审病史、辨别体质、了解生活工作环境的同时，分辨滑胎的证型进行防治。肾虚者，多禀赋单薄，或房事不节，腰酸腿软，头晕耳鸣，尿频失禁，脉沉尺弱，出血少而淡暗；气血虚弱者，脾胃素虚，化源不足，倦怠神疲，心悸气短，面色白黄，食少懒言，脉细弱无力，出血少而淡红；阴虚血热者，素体阴虚阳盛，或外感热邪，或肝郁化热，心烦，烦热，渴喜冷饮，便结尿赤，脉象细数，下血鲜红；虚中夹瘀者，平素月经迟涩，痛经，可见小腹刺痛、下血瘀块等症。

2. 论治要点

滑胎的治疗应遵循孕前提前调治、孕后尽早保胎的原则。

（1）孕前提前调治：《景岳全书》说："凡治堕胎者，必当察此养胎之源，而预培其损，保胎之法无出于此……凡胎孕不固，无非气血损伤之病……故善保胎者，必当专顾血虚，宜以胎元饮为主而加减用之，其次则芍药苎归汤，再次则泰山磐石散，或《千金》保孕丸。"一般来说，有滑胎史的女性应在备孕期开始采取补肾健脾、益气养血、固摄冲任等法调治，未雨绸缪，防患于未然。这充分体现了中医"治未病"的理念，即《景岳全书》所言"预培其损"的思想。

（2）孕后尽早保胎：女性在孕前调治的基础上再次受孕后应尽早予以保胎治疗，最好在受孕后的 3~5 日开始，服用补肾固胎、清热养血、健脾养肝等药物，坚持服药至以往坠胎、小产的月数后，再持续服药 1～3 个月。同时我们应在孕妇保胎治疗前，通过各种检查排除宫外孕，掌握胚胎存亡的情况，方可有的放矢，积极进行保胎治疗，并做好孕妇的生活调养、心理疏导等工作。女性孕后若能坚持保胎治疗 7～8 个月，对孕妇的健康、顺产及胎儿的体能、智能发育都有很好的辅助作用。

秦老认为，滑胎患者往往在再孕后，尤其临近以往流产的时间，心理压力较大，紧张情绪和恐惧心理剧增，这种情绪和心态对孕妇的身心和胚胎的生长、发育都会造成不良影响，易引发子宫收缩加剧而导致再次流产。故在药物治疗的同时，应加强对孕妇的心理疏导，使孕妇放松情绪，端正心态，树立必胜的信心和坚持治疗的耐心。

3. 常见证治

（1）肾气亏虚：

主症：屡孕屡堕腰膝软，眩晕耳鸣面黯淡；

小便失禁夜尿频，舌淡暗兮脉沉虚。

治法：补肾气、固冲任、安胎元。

方药：《古今名方》补肾固冲丸加味。腰酸痛甚者，加桑寄生、狗脊；出血多者，加仙鹤草、苎麻根、三七粉；有热象者，加黄芩、生地；遗尿、尿失禁者，加桑螵蛸、益智仁、故纸。

（2）气血两虚：

主症：屡孕屡堕神疲倦，心悸气短面黄白；

少食懒言少腹坠，脉软形衰舌淡虚。

治法：补气血、固冲任，安胎元。

方药：《景岳全书》泰山磐石散加减。

（3）阴虚血热：

主症：屡孕屡堕面潮红，经水先少色鲜红；

　　　五心烦热口咽干，舌红苔少脉细频。

治法：清虚热、固冲任、安胎元。

方药：傅氏两地汤合二至丸加龟板胶、元参、黄芩。

（4）肾虚夹瘀：

主症：屡孕屡堕腰膝软，小腹刺痛癥积块；

　　　月经迟涩行经痛，舌暗瘀斑脉涩沉。

治法：补肾化瘀、消癥安胎。

方药：桂枝茯苓丸加减，或《医林改错》少腹逐瘀汤加减。

4. 知常达变

秦老常用的保胎方药有：

（1）《医学衷中参西录》寿胎丸。将菟丝子、桑寄生、川断共研细末，化阿胶为丸，每丸重约 0.5 克。每次服 10 丸，早晚各服 1 次。也可根据证情改为汤剂服用。寿胎丸组方严谨，补肾固冲以养胎，可在孕前开始服用，一般随胎儿的长大，胚胎的稳固，孕期的增长而逐渐减量。亦可据情加减药物：气虚者，加党参、仙鹤草；脾虚者，加白术、山药；寒者，加故纸、艾叶；热者，加黄芩、生地。

（2）《景岳全书》泰山磐石散。本方由人参、炙黄芪、炒白术、炙甘草、当归、川芎、炒白芍、熟地、川断、糯米、黄芩、砂仁组成。孕后 3～5 日开始服，先 1 日 1 剂，2 个月开始 2 日 1 剂，3 个月开始 3 日 1 剂，一般服至 4 个月停药。根据患者身体状况及既往流产月份的不同，也可服药至七八个月。本方适用于气血虚弱，胞宫不固，胎失所养者。方中人参补元气以固胎，熟地滋阴养血以安胎；炙甘草、炙黄芪益气健脾以固胎元，助人参补气：炒白芍、当归、川芎养血和血以养胎元；川断补肾以安胎；白术健脾安胎；黄芩清热以安胎；砂仁醒脾以养胎；糯米补脾养胃以安胎。全方共奏补气血、固冲任、安胎元之效。《景岳全书》泰山磐石散可令胎元稳如泰山、坚如磐石而得名。

（3）《傅青主女科》保产无忧散。本方由当归 5 克、川芎 4 克、酒白芍 4 克、黄芪 5 克、菟丝子（酒炒）5 克、黑芥穗 3 克、焦艾 2 克、炒枳壳 2 克、姜厚朴 2 克、羌活 1.5 克、川贝母 3 克、炙甘草 1.5 克组成。方中当归、酒白芍、黄芪补气血以安胎；菟丝子、焦艾补肾暖宫以安胎；黑芥穗、羌活通行血脉以止血；川芎、炒枳壳、姜厚朴行气和血以理冲；川贝母清热散结以调任；炙甘草调和诸药以和中。全方具有补气血、益肝肾，调冲任、理气血、安胎之功。本方临证可为汤剂，亦可为散剂，一般用散剂居多。散剂每次服 3 克，1 日服 2 次，孕前、孕后都可使用。汤剂可随症加减，阴道出血者，加三七、阿胶；腰酸显著者，加故纸、肉苁蓉、覆盆子；下腹坠者，加升麻、柴胡；腹痛者，加重白芍、炙甘草的用量；口苦、苔黄者，加黄芩、生地。临床实践证明，本方未产能安，临产能催，可达保产无忧之功。

（4）秦老经验方——补肝肾清热固胎汤。本方在孕前、孕后皆可使用，适用于肝肾亏虚、阴虚血热者。

（5）秦老经验方——急效止血汤。胎动下血较急者，可急投本方。本方由生黄芪60克、生地60克、桑叶30克、白术30克、山萸肉30克、龙骨30克、牡蛎30克、荷叶30克、藕节炭30克组成。1剂，水煎2次合汁，分早晚2次服。本方安胎止血效果较好，为巩固疗效，止血后可再服一二剂，1剂分2日服用。

（四）验案举例

案1

张某某，女，29岁，山西省忻州市人。

初诊：1996年4月1日。患者已连续流产5胎，均在妊娠2~4个月自然流产。今第6胎早孕40日，见阴道少量出血第2日，腰微困，腹无胀痛，情绪紧张，失眠多梦。舌红，苔少，脉滑而数，重按力不足。患者要求保胎治疗。

诊断：滑胎、胎漏。

辨证：肝肾亏损，冲任不固。

治法：滋补肝肾、清热固胎。

方药：补肝肾清热固胎汤加减。

处方：当归12克、白芍12克、白术10克、黄芩12克、菟丝子30克、熟地15克、桑寄生30克、川断15克、杜仲12克、山萸肉15克、桑葚15克、百合15克、荷叶30克、藕节炭30克、阿胶（烊化）10克、鹿角胶（烊化）6克、黄芪20克、炙甘草6克、紫河车（装胶囊吞服）2克。7剂，水煎服。

出血时，1日1剂，分3次服；止血后，2日1剂，分4次服。

二诊：1996年4月10日。患者丈夫前来诉，患者服药5剂后出血止，余无明显不适，所剩2剂遵医嘱尽服。秦老要求患者继续服上方，2日1剂，如此坚持服至妊娠6个月停药。

三诊：1996年8月2日。患者乘车前来就诊，自我感觉一切正常，已经超声检测胎儿发育正常。秦老嘱咐患者多休息，适当活动，禁房事。患者于1996年12月8日顺产1名男婴。

案2

贺某某，女30岁，山西省忻州市人。

初诊：2004年10月5日。患者曾妊娠2次，第1胎在妊娠3个月时自然流产，第2胎在妊娠2个月时自然流产。今患者第3胎早孕40日，要求服药保胎。患者心烦失眠，口苦咽干，身内热，手足心烧。舌红，苔少，脉细数略滑。

诊断：滑胎。

辨证：阴虚血热，冲任郁火，火热伤胎。

治法：清虚热、固冲任、安胎元。

处方：黄芩15克、白术10克、阿胶（烊化）10克、龟板胶（烊化）6克、黄连5克、乌梅10克、女贞子15克、旱莲草15克、白芍12克、生地15克、杜仲10克、甘草5克、苎麻根15克、鸡子黄（冲）1枚。7剂，水煎服，1日1剂。

7剂后，患者诸症减轻。患者继续1日1剂，服药14日后，所有症状明显好转，改为2日1剂，再服15剂。此后改为2日1剂，停服1日。患者坚持服药至妊娠4个月，诸症消失。B超显示：胚胎发育正常。患者足月顺产1名女婴。

五、胎萎

（一）概论

妊娠五六个月后，孕妇腹形与宫体增大明显小于正常妊娠月份，测知胎儿存活而生长缓慢的病证，称为"胎萎"，亦称"胎不长"。胎萎早在《诸病源候论》中就有详细论述。

（二）病因病机

胎萎多因夫妇双方禀赋不足；或孕妇脾胃虚弱，化源不足，气血亏损；或脾肾阳虚，贪食生冷，胞宫虚寒；或有其他宿疾，累及冲任；或因营养匮乏，胞宫失养，致脏腑虚损，气血衰弱，不足以温煦滋养胎儿所致。

诊断胎萎主要通过四诊合参及超声检测，明确孕妇腹形及胎体明显小于妊娠月份，伴胎动、胎心微弱，或有胎漏、胎动不安病史，或素有痼疾而复怀孕者。胎萎应与胎死腹中鉴别诊断。

（三）辨证论治

1. 辨证要点

胎萎以胎萎不长为主症。气血虚弱者多为脾胃化生乏源所致，常见有倦怠懒言、食少、脉软、形衰、面白黄等表现；脾肾阳虚者多为先天不足、后天失养所致，常见有形寒畏冷、腰背困、纳少、喜暖、大便溏薄等表现。

2. 论治要点

治疗胎萎，重在调养气血、培补脾肾、滋培化源，气血旺盛则胎气自充，胎体自长。对气血虚弱者，宜补益气血；对脾肾阳虚者，宜健脾温肾。《妇科心法要诀》说："胎萎不长失滋养，气血不足宜八珍，脾虚胃弱六君子，谷化精微气血生。"

3. 常见证治

（1）气血虚弱：

主症：胎萎不长小于常，禀弱倦乏面白黄；

头晕目眩食少气，舌淡苔少脉弱细。

治法：补益气血以养胎。

方药：八珍汤加黄芪、山药。痰多者，加陈皮、半夏；纳少者，加砂仁、麦芽；血虚明显者，加阿胶。或选薯蓣丸加减。

（2）脾肾阳虚：

主症：腹形显小妊月份，形寒肢冷腰背困；

纳少喜暖便溏薄，舌淡苔白脉沉弱。

治法：健脾温肾以助胎。

方药：《傅青主女科》温土毓麟汤（巴戟天 12 克、覆盆子 10 克、人参 10 克、白术 10 克、山药 20 克、神曲 6 克）加淫羊藿 10 克、故纸 10 克、菟丝子 15 克。

4. 知常达变

除上述常见证候外，临证还有一些证候也可见到，故当审因论治。

常中有变，勿拘于常。变者，当补则补，当固则固，当温则温，当清则清。

七情郁结，郁久化火，火热灼阴，亦可导致胎萎不长，症见烦躁易怒、潮热盗汗、五心烦热、少寐多梦、舌红、苔黄、脉细弦滑等，治宜清热疏肝、凉血安胎，方选固阴煎（人参、熟地、山药、山萸肉、远志、甘草、五味子、菟丝子）或凉胎饮（生地、黄芩、白芍、石斛、当归、茯苓、枳壳、甘草）加减。

若胎萎兼见腰酸腹胀、阴道出血者，当按胎漏、胎动不安论治。

（四）验案举例

许某某，女，39 岁，山西省定襄县人。

初诊：2008 年 5 月 6 日。患者已生育 1 子。患者平素瘦弱，现第 2 胎已妊娠 5 个多月，腹形明显小于妊娠月份，伴面色痿黄、头晕心悸、气短懒言、纳少、便软。舌淡，苔薄白，脉细弱无力。B 超显示：胎儿宫内发育迟缓。

诊断：胎萎。

辨证：气血虚弱，化源不足。

治法：补气养血、健脾和胃以养胎元。

方药：薯蓣丸加减。

处方：山药 30 克、党参 15 克、白术 15 克、茯苓 10 克、炙甘草 6 克、当归 10 克、川芎 3 克、白芍 12 克、熟地 15 克、桔梗 10 克、神曲 12 克、麦芽 15 克、麦冬 12 克、砂仁 5 克、扁豆 15 克、莲肉 15 克、黄芪 15 克、龟板胶（烊化）6 克、鹿角胶（烊化）6 克。10 剂，1 日 1 剂，水煎，分 3 次温服。

二诊：2008 年 5 月 18 日。患者食欲、精神好转，大便已成形，面色始有华，脉象较前有力。上方 5 倍量，共研为细粉末，炼蜜为 10 克丸药，每日早晚各服 1 丸。

三诊：2008 年 8 月 30 日。患者精神好，面色红润，体重增加，腹形与妊娠月份相符，脉和滑。B 超显示：胎儿发育正常。患者于 2008 年 9 月 29 日顺产 1 名健康女婴。

六、子晕、子痫

（一）概说

孕产妇在妊娠中晚期出现头晕头痛、目眩耳鸣、心烦不宁，甚则视物不清、恶心呕吐、筋惕肉𬌗、肢体浮肿等的病证，称为"子晕"，亦称"子眩"。子晕是"子痫"的先兆症状，故亦称"先兆子痫"。

孕产妇在妊娠晚期、临产前、产时、新产后，忽然发生眩晕仆倒，昏迷抽搐，颈项强直，牙关紧闭，面色青紫，两目上视，喉间痰鸣，口吐白沫，少时缓解，全身放松，或反复发作，或一直昏迷不醒的病证，称为"子痫"，亦称"子冒"。子痫来势凶险，是妇产科的急危重症之一，严重威胁母婴生命安全，故临证必须重视孕产妇妊娠、产前的各项检查。高血压、蛋白尿、水肿是子痫发生前的三大症状。

（二）病因病机

孕产妇素体阴血不足，孕后阴血养胎，阴血更为匮乏，导致肝失濡养，水不涵木，肝阳上亢，上扰清窍，而致子晕；阳化风动，风火相煽，扰动神明则昏迷，筋脉失养则抽搐，而致子痫。或平素脾虚肝旺，脾运失司，水湿停聚，聚湿成痰，痰火相加，上蒙清窍，而致子晕、子痫。

《内经》有"诸风掉眩，皆属于肝""诸湿肿满，皆属于脾"之说，虽泛指眩晕、抽搐及胀满水肿而言，但对子晕、子痫也具有指导意义。

（三）辨证论治

1. 辨证要点

子晕多发生在妊娠中晚期，子痫多发生在妊娠晚期、临产前、产时、新产后。

子晕以肝阳上亢为主要特征，常有高血压、蛋白尿、水肿等，有阴虚肝旺、脾虚肝旺之别。阴虚肝旺者，以头晕为主，兼见心悸怔忡、耳鸣多梦、易惊易醒、面潮红、口咽干、手指麻木、皮肤瘙痒，便干溲黄、舌红或红绛、苔剥、苔少、脉弦数等症状；脾虚肝旺者，常见面肢浮肿、胸腹满闷、泛恶呕吐、纳少便溏、头晕目眩、舌淡胖、舌边有齿痕、苔腻或厚、脉弦缓等症状。

子痫为子晕进一步发展所致，发作前有较重的头晕眼花、头痛耳鸣、胸闷呕恶等症状，血压明显升高。这些先兆症状，短则数小时，长则 1 周左右。子痫发作时，高血压、水肿、蛋白尿进一步加重，出现尿短少或尿闭。

2. 论治要点

子晕应在平肝潜阳的同时，针对阴虚肝旺或脾虚肝旺予以辨证治疗。阴虚肝旺者，宜滋阴养血、平肝潜阳，以达到养育肝阴,镇摄浮阳的目的;脾虚肝旺者,宜健脾利湿、平肝潜阳,以达到脾运复司,浊水畅泄,肝体滋濡,浮阳潜降的目的。临证一定要抓紧对子晕的早治和准治,这是预防子晕转化为子痫的关键。

子痫一旦发生,必须全力抢救,充分发挥中西医各自的优势。中医应以息风镇痉、宁心安神为主,可针药并用。

3. 常见证治

(1)子晕:

1)阴虚肝旺:

主症:妊娠中晚期眩晕,多梦易惊悸耳鸣;

　　　　肢麻肤痒或呕恶,舌红苔少弦滑数。

治法:育阴潜阳。

方药:杞菊地黄丸加石决明、龟板、制首乌、钩藤、紫贝齿、桑叶。

2)脾虚肝旺:

主症:头痛重晕面肢肿,胸胁满胀呕恶频;

　　　　纳少便溏神疲顿,苔薄或腻脉滑弦。

治法:健脾利湿、平肝潜阳。

方药:《全生指迷方》白术散。白术30克、腹皮15克、橘皮15克、生姜15克,共研细末。每服5克,日服3次,食前服。亦可加石决明20克、钩藤(后下)20克、车前子20克,水煎服。

(2)子痫:清醒时,以羚角钩藤汤为主方(方中羚羊角粉0.3克,冲服),并根据证情,灵活加减。

昏迷时，需中西医结合救治，中医治疗以开窍、醒神、定志为主，针药并用。①针刺处方：人中、丰隆、风池、大陵、行间等穴。②中药处方：昏迷抽搐时，急予鼻饲安宫牛黄丸（或散），1日2次，1次1丸；或紫雪丹，1日3次，1次0.5～3克，凉开水调服；或至宝丹，1日2丸。神志清醒后，以羚羊粉（冲）0.3克、钩藤30克、竹沥汁（兑入）15～40克，钩藤只煎10～15分钟，水煎取汁，频饮。

《妇科心法要诀》说："暴仆抽搐不识人，须臾自醒子痫名；羚羊角散防独杏，五加枣草薏苡仁；茯苓木香羚羊角，抽搐钩藤汤寄生；人参茯神归桔梗，口㖞肢废中风成。"

4. 知常达变

秦老认为，子晕的治疗至关重要，临床所接诊患者以阴虚肝旺型者居多，脾虚肝旺型次之，还有少数患者为脾肾阳虚型。

阴虚肝旺型者，方选羚角钩藤汤（羚羊角粉0.3克、钩藤30克、桑叶30克、菊花15克、茯神15克、生地20克、川贝母6克、竹茹15克、生白芍30克、甘草6克。注意：羚羊角粉需冲服，钩藤需后下）。水煎服，1日1剂，1剂分3次服，以滋阴潜阳、平肝息风。

脾虚肝旺型者，方选茯苓导水汤加石决明30克、钩藤20克，以健脾利湿、平肝潜阳。

脾肾阳虚，虚阳上亢者，方选真武汤加车前子30克、石决明20克、紫石英30克、钩藤（后下）20克，以健脾温肾、回阳利水、潜镇浮阳。

以上诸证均属子晕阶段，经中西医结合精心调治均可顺利分娩，很好地预防子晕发展为子痫。经秦老治疗后的子晕患者，血压平稳下降，水肿逐渐消退，蛋白尿稳步消失，除个别患者留下终生高血压外，绝大多数患者母婴健康。

子晕较重患者治疗不当可进一步发展即为子痫。对子晕较重患者可按子痫论治，以防患于未然，采取镇肝潜阳、育阴息风之法。处方如下：生牡蛎30克、紫贝齿30克、生地20克、女贞子20克、钩藤（后下）20克、羚羊角粉（分冲）0.3克，水煎服，1日1剂，1剂分3次服。加减：阴虚阳亢，大便秘结者，加大黄（后下）6～10克、郁李仁10克、柏子仁10克；脾虚肝亢，浮肿明显者，加天仙藤20克、茯苓20克、益母草20克；双目模糊者，加决明子10克、菊花10克、枸杞15克；鼻衄、齿衄者，加白茅根30克、生地20克、水牛角15克；头痛、口苦、烦躁易怒者，加黄芩12克、栀子10克、龙胆草8克。

子晕、子痫患者在汤药治疗的同时，务必调养配合，患者生活的环境需清静；饮食需清淡，忌食辛辣、肥腻、酒酪、咸重的饮食；二便需通畅；寒温要适度；定时测血压、验小便，配合西医降压药治疗。

（四）验案举例

张某某，女，34岁，山西省忻州市人。

初诊：2006年8月5日。患者素体肥胖。现怀孕，为第1胎，妊娠已6月余。患者近1月余出现头晕、头痛、头重，恶心，间有呕吐，胸腹胀滞，纳少便溏，双下肢凹陷性水肿。舌淡胖，有齿痕，苔白滑腻，脉弦滑。血压 160/100 毫米汞柱。实验室检查显示：尿蛋白（＋）。

诊断：子晕。

辨证：脾虚肝旺。

治法：健脾利水、平肝潜阳。

方药：茯苓导水汤加减。

处方：茯苓 30 克、泽泻 10 克、猪苓 12 克、苍术 12 克、木香 10 克、木瓜 20 克、槟榔 10 克、大腹皮 30 克、白术 10 克、桑皮 15 克、枳壳 15 克、防己 6 克、石决明 20 克、钩藤 20 克、白茅根 30 克、益母草 30 克、陈皮 10 克。7 剂，1 日 1 剂，水煎，1 剂分 3 次服。

二诊：2006 年 8 月 13 日。诸症减轻，血压 150/96 毫米汞柱。效不更方，上方再 10 剂，水煎服，3 日 2 剂。

三诊：2006 年 8 月 28 日。头晕、水肿明显减轻，大便已成形，血压 150/90 毫米汞柱，尿蛋白 ±。上方去防己、益母草，加桑寄生 30 克，继 10 剂，水煎服，2 日 1 剂。

四诊：2006 年 9 月 20 日。头晕、头痛止，水肿轻微，纳食增，腹胀轻，舌苔白略腻。血压 140/90 毫米汞柱。方改保产无忧散加味。处方：当归 10 克、川芎 5 克、白芍 10 克、羌活 5 克、厚朴 8 克、艾叶 5 克、枳壳 8 克、黄芪 15 克、黑芥穗 6 克、川贝母 3 克、菟丝子 15 克、茯苓 20 克、石决明 20 克、钩藤 20 克、甘草 6 克。10 剂，水煎服，1 剂分 3 日温服。

五诊：2006 年 10 月 20 日。患者诸症平息。B 超显示：宫内孕 37 周单活胎。血压 135/89 毫米汞柱，尿蛋白 ±。上方加赤芍 12 克、川牛膝 10 克，1 剂，共研细粉末，分 30 日服。每日服 2 次，每次 3 克，温水送服。

1 个月后，患者顺产 1 名健康女婴。患者身心健康，血压 130/80 毫米汞柱，蛋白尿消失。

第五章　产后病

孕妇分娩后，母体恢复至孕前状态的一段时期，称为"产后"，亦称"产褥期"。产褥期一般为 6~8 周。女性在产褥期发生的与分娩或产褥期有关的疾病，称为"产后病"。

早在《金匮要略》已有"妇人产后病脉证治"的专论，书中论述了产后发痉、产后郁冒、产后大便难的产后三病，以及产后腹痛、产后发热、产后恶露不绝、产后下利等疾病的证治。后世医家又有产后血晕、产后身痛、产后自汗盗汗、产后排尿异常、产后缺乳、乳汁自出、产后浮肿、产后虚羸、产褥劳等疾病的论述，并将产后的常见病和危重症概括为"三病""三冲""三急"。三病，指痉病、郁冒、大便难；三冲，指败血冲心、冲肺、冲胃；三急，指呕吐、盗汗、泄泻。随着医学理论、医疗技术的发展，以及人类生活环境的改善、生活水平的提高，当今许多疾病已能较好防治，有些疾病现在已较少见，治疗与内科疾病基本相同，一般并为内科辨证论治。本章只介绍临证常见的产后恶露不绝、产后缺乳、产后身痛、产后汗证、产后排尿异常、产后大便难等疾病。

产妇由于十月怀胎已消耗一定能量，加之分娩时用力、出汗，以及产伤等，使阴血骤虚、元气损伤，百脉空虚，再加产后子宫收缩复旧，排出恶露，以及哺乳育儿操劳等因素，致使产褥期女性处于阴血亏损、元气不足等待复阶段，胞宫余血、浊液有待排出，脾胃虽弱还须加强化源以供产乳，正气不足又易感受外邪。总之产后多虚、多瘀是产妇的基本病理特点。

产后的诊断同样以四诊合参、八纲辨证为基础，尤其注重"三审"，先审小腹痛与不痛，以辨恶露停滞与否；次审大便通与不通，以验津液之盛衰；三审乳汁足与不足、饮食多少，以察胃气之强弱，同时结合必要的检查，以明确诊断。

产后病的治疗原则可归纳为补虚与祛瘀。临证应根据病情的虚实寒热和体质的差异，灵活变通，掌握"勿拘于产后，亦勿忘于产后"的原则。补虚不外补气养血，助阳养阴，祛邪无非活血化瘀、清热解毒、解表通消等法。还不能忘了产后的生理病理特点，破瘀不宜攻伐太过，行气切勿耗气伤阴，消导还须兼扶脾胃，治寒谨防过于温燥，治热谨防寒凝冰伏。虽然虚损宜补，但是应补而不滞，滋而不腻，以防助邪。古有"产后三禁"，禁汗、禁下、禁利小便，既要尊重古训，又要不拘于古训，当审因辨证，必要时还不能忘记"有故无殒，亦无殒也"的旨意。

孕妇产后还应加强养生，注意饮食、起居、情志、房室等方面的调摄。

一、恶露不绝

（一）概说

恶露指胎儿娩出后，从胞宫内排出的余血和浊液，一般20日内排净，若20日以上仍淋漓不尽者，称为"恶露不绝"，或称"恶露不尽""恶露不止"。

恶露不绝临证常见，不少产妇常延至五六十日或以上仍不绝，这对产妇的身心带来一定不利影响。由于持续出血，宫口开放，易造成产后感染并影响乳汁的产生。若恶露久久不止，易耗血伤气，影响产妇胞宫的修复。

（二）病因病机

《诸病源候论》认为恶露不绝因"虚损"或"内有瘀血"所致。《胎产心法》论述更详，书中说："产后恶露不止……由于产时伤其经血，虚损不足，不能收摄，或恶血不尽，则好血难安，相并而下，日久不止。"《妇科心法要诀》认为："恶露不绝伤任冲，不固时时淋漓行；或因虚损血不摄，或因瘀血腹中停"，指出恶露不绝的原因，有的是由于冲任虚损，血不收摄，有的是因瘀血未清，停留腹内，随化随行。

恶露出自胞宫，靠冲任主司，冲任靠脾肾调节，若肝、脾、肾虚损，则冲任不固，而致恶露不绝；加之产时耗气伤血，恶露久行，气血俱虚，或因七情气滞，或因外感寒凝，皆可使瘀血阻滞，胞脉不畅，瘀血不去，新血不能归经，致恶露、新血俱下而不止；阴血伤则虚火内生，瘀血留则郁久化热，恶露久则易感外邪，邪瘀互结而成瘀热。无论虚热、实热，还是瘀热、邪热，皆能迫血妄行，致冲任不宁而恶露不止。秦老将恶露不绝之因概括为虚、瘀、热。虚者，脾肾气虚，固摄失司；瘀者，胞脉瘀滞，新血难安；热者，虚热、实热、邪热、瘀热皆可迫血妄行。恶露不绝的常见证型有气虚、血热和血瘀。

（三）辨证论治

1. 辨证要点

《妇科心法要诀》从恶露的量、色、质、气味辨寒热虚实，指出："当审其血之色，或污浊不明，或浅淡不鲜，或臭，或腥，或秽，辨其为实，为虚，而攻补之。"如恶露淡红，量多、清稀，无臭味，多为气虚；色红或紫，稠黏，臭秽，多为血热；色紫暗有块，小腹痛拒按，多为血瘀。

2. 论治要点

恶露不绝的主因有三：一者多虚，二者多瘀，三者多热。恶露不绝的治疗大法为"虚补瘀消热用清"。

临证单一者鲜见，兼夹者多见，故治疗须标本兼顾，多法并施，或补虚、消瘀合参，或祛瘀、清热并用，或补、消、清共投。虚者，以补肾、健脾或养肝为本，补气养血、固冲任为要；瘀者，活血化瘀兼行气，瘀祛则新血易生，胞宫早复旧；瘀久化热者，祛瘀时酌情予以清热解毒之品，用凉血之药以助血海安宁。

治疗时应遵循"勿拘于产后，亦勿忘于产后"的旨意，当补则补，当泻则泻，当温则温，当清则清。精心配方，灵活选药；孰重孰轻，孰多孰少，运用得恰到好处，方能肝脾肾得调，冲任脉得充，胞宫渐复，恶露得止。

3. 常见证治

（1）气虚：

主症：恶露不止多淡稀，小腹空坠无异味；

倦怠懒言食少气，舌淡脉缓弱无力。

治法：补气摄血。

方药：补中益气汤加鹿角胶、仙鹤草、焦艾、鹿衔草。

（2）血热：

主症：恶露不止多红稠，舌红露下黏秽臭；

脉虚细数口咽干，潮热盗汗阴虚候；

胸胁不快烦易怒，肝郁苦胀脉弦数。

治法：养阴清热止血，或疏肝清热凉血。

方药：偏阴虚血热者，当养阴清热止血，方选保阴煎加女贞子、旱莲草、阿胶、益母草；偏肝郁血热者，当疏肝解郁、清热凉血，方选丹栀逍遥散加旱莲草、茜草、龟板胶。

（3）血瘀：

主症：淋漓露下排不畅，少黯紫瘀块下缓；

小腹疼痛且拒按，脉弦细涩舌瘀象。

治法：活血化瘀。

方药：生化汤加益母草、蒲黄（包）、五灵脂（包）。

4. 知常达变

临床上单一证型者并不多见，虚中夹瘀、夹热者常见。气虚夹瘀者，常在补虚益气方中加益母草、茜草、三七等祛瘀止血之品；血瘀夹热者，常在活血化瘀方中加蚤休、红藤、败酱草、薏仁、蒲公英等清热利湿之品；血瘀兼气虚者，常在活血化瘀方中加人参、党参、黄芪、白术等补气健脾之品；血热兼阴虚者，常在清热凉血基础上加女贞子、旱莲草、黄精、黄芪等养阴益气之品。

秦老临证多以生化汤为基础方，气虚者加人参、白术、山药、仙鹤草等；瘀痛明显者加五灵脂（包）、蒲黄（包）、益母草、血竭等；瘀热者加牡丹皮、丹参、红藤、败酱草等；阴虚血热者加生地、女贞子、旱莲草、益母草等；肝郁化热者加栀子、牡丹皮、柴胡、白芍等，临床多能获得较好、较快的疗效。

（四）验案举例

陈某某，女，30 岁，山西省忻州市人。

初诊：2009 年 2 月 14 日。患者首胎产后 3 个月，母乳不足，恶露不绝至今。近 6 日，患者恶露量增多、色淡黯，腹不痛，伴倦怠懒言，纳少，身畏冷，自汗多。舌淡暗，苔薄白滑，脉沉缓无力。

诊断：恶露不绝。

辨证：气虚夹瘀。

治法：补气摄血、祛瘀生新。

方药：加参生化汤加味。

处方：人参 10 克、当归 20 克、川芎 9 克、桃仁 9 克、炙甘草 6 克、炮姜 6 克、益母草 20 克、黄芪 20 克、白术 12 克、山药 15 克、五灵脂（包）6 克、蒲黄（包）6 克、鹿角胶

（烊化）10克。5剂，1日1剂，水煎，分2次温服。

遵上方加减治疗3次，共15剂，患者恶露止，乳汁增，诸症除。

二、缺乳

（一）概说

产妇在哺乳期内乳汁甚少或全无称"缺乳"，亦称"乳汁不足"或"乳汁不行"。

母乳是婴儿的身体、智力发育过程中的最佳食品，母乳喂养具有简、便、廉的优点，既可增进母子的感情，又可减少女性乳腺癌、卵巢癌的发病率，还可促进产母的子宫收复，是当今国际、国内积极倡导的婴儿喂养方法。西医治疗缺乳无特效的方法，中医自古以来就有独特的优势，应加以发挥，不断提高。

（二）病因病机

《三因极一病证方论》认为"产妇有二种乳脉不行，有气血盛而壅闭不行者，有血少气弱涩而不行者。虚当补之，盛当疏之"，阐明缺乳有虚有实，虚者，气血不足，化源匮乏；实者，气血壅闭，乳络不通。《妇人大全良方》认为"乳汁乃气血所化"，说明气血是乳汁化生的物质基础。《傅青主女科》说："夫乳乃气血之所化而成也，无血固不能生乳汁，无气亦不能生乳汁。然二者之中，血之化乳又不若气之所化为尤速……世人不知大补气血之妙，而一味通乳，岂知无气则乳无以化，无血则乳无以生。"《景岳全书》说："妇人乳汁，乃冲任气血所化，故下则为经，上则为乳。若产后乳迟、乳少者，由气血之不足……"，说明乳汁的多少取决于气血的盛衰。

此外，从经络学说看，乳房属阳明胃经，乳头属厥阴肝经，故胃气壮，冲任盛，乳汁自足，肝血足，肝气疏，乳汁自通，说明肝胃二经与乳汁关系密切。

缺乳还须明确是否由于乳腺结构发育不良、内分泌失调、贫血及哺乳方法不当等原因所致。临证当因病而异，分别对待。

（三）辨证论治

1. 辨证要点

缺乳有虚实之分。虚者，气血俱虚，化源匮乏，表现为乳房柔软、不胀不痛、乳汁稀淡，甚或漏乳；实者，肝郁气滞，乳汁郁结，表现为乳房胀痛、乳内结块、胸胁胀闷、情志不快。

2. 论治要点

薛立斋说："血者，水谷之精气也，和调于五脏，洒陈于六腑。在男子则化为精，在妇人则上为乳汁，下为月水。"傅山先生亦说："乳全赖气之力，以行血而化之也。"

缺乳者，虚实夹杂，以虚为主。虚者，治当补益气血为主，少佐疏通乳络之品；实者，治当疏肝解郁、通乳畅络，少佐清热凉血之品。

3. 常见证治

（1）气血虚弱：

主症：柔软稀少乳自出，神疲体倦动乏力；

颜面苍白食少气，舌淡苔白脉弱细。

治法：补气益血，佐以固摄。

方药：八珍汤加黄芪、麦冬、天花粉、海螵蛸。

（2）肝经郁热：

主症：乳房胀痛结块硬，乳汁稠浓出不顺；

肝郁烦怒头目眩，舌红苔黄脉弦数。

治法：疏肝解郁、清热通络。

方药：丹栀逍遥散加生地、夏枯草、生牡蛎、通草、路路通。

4. 知常达变

秦老继承前人理法方药之先进理念，结合自己的临床经验，拟定了以补气、养血、益津、理气、通络为一体的经验方，方名"增乳汤"，随症加减，验之临床，多获良效。增乳汤药物组成：黄芪 30～50 克、党参 15 克、当归 15 克、熟地 15 克、麦冬 15～30 克、天花粉 15 克、黑芝麻 20 克、菟丝子 15 克、桑葚 30 克、路路通 15 克、通草 6 克、瞿麦 15 克、鹿角霜 10 克、王不留行 20 克、漏芦 10 克、柴胡 9 克、僵蚕 10 克。水煎，1 日 1 剂，1 剂分 2 次服用。服用药物的同时还可配合服用七星猪蹄汤、鲫鱼汤、老母鸡汤等富含营养、通乳、增乳的汤类食品，但不提倡为了增乳过食肥甘厚味，过度进补，否则脾胃壅滞，有碍乳络通畅及乳汁分泌。正如《内经》所说："久而增气，物化之常也。气增而久，夭之由也。"

中医治疗缺乳应掌握"三分治疗，七分调养"的原则。秦老在使用药物治疗缺乳的同时，总不厌其烦地嘱咐患者，

"务必情绪稳定、饮食适当、起居规律、劳逸适度、哺乳方法正确"，往往能达到事半功倍之效。

（四）验案举例

罗某，女，31岁，山西省忻州市人。

初诊：2010年8月10日。患者素体瘦弱，第2胎剖宫产后10日，恶露减少。患者乳汁甚少且稀淡，两乳房柔软，扪之有小结块，面色少华，头晕，纳少，自汗多，倦怠乏力。舌质淡，苔薄白，脉细微涩。

诊断：缺乳。

辨证：气血虚弱，乳络不畅。

治法：补气养血、疏通乳络。

方药：增乳汤加减。

处方：黄芪30克、当归20克、麦冬20克、瞿麦15克、党参15克、熟地12克、天花粉15克、黑芝麻20克、王不留行20克、僵蚕10克、通草6克、漏芦10克、路路通15克、桑寄生30克、鹿角霜10克、菟丝子20克。7剂，1日1剂，水煎，分3次温服。

二诊：2010年8月19日。患者服药尽剂，乳汁明显增多，但仍不足婴儿要求。近日患者因情志不遂，胸胁不快，善太息。上方加柴胡9克、桔梗10克。7剂，1日1剂，水煎，分3次温服。

三诊：2010年8月30日。患者乳汁已充足，精神、食欲增。秦老嘱咐患者，应饮食调节、起居规律、调畅情志。

三、产后自汗、盗汗

（一）概说

女性产后汗出较多，且持续不止的病证，称为"产后自汗"。女性产后常在睡中汗出，醒后即止的病证，称为"产后盗汗"，属产后"三急"之一。

若汗出较平时多些，或在喝水、吃饭、活动时汗出，或在睡眠中汗出较为明显者，是由于产后气血尚虚，腠理尚疏，营卫不和所致，名为"褥汗"。生理性原因引起的褥汗可通过产妇身体不断恢复，营卫自调而缓解，不作病论。

值得注意的是，产后汗证既是常见病，也是导致某些产后病的病因，如《金匮要略》说："新产血虚，多汗出，喜中风，故令病痉；亡血复汗，寒多，故令郁冒；亡津液，胃燥，故令大便难。"书中介绍的正是产后"三病"。《妇人大全良方》说："凡产后血气皆虚，故多汗也，因之遇风则变为痉。纵不成痉，则虚乏短气，身体柴瘦，唇口干燥，久则经水断绝，由津液竭故也。"总之，产后汗出过多是导致多种疾病的原因。

（二）病因病机

若患者阳气本就不足，产时又受到损伤，则会导致气虚更甚。气虚甚则卫阳不固，卫阳不固则阳不敛阴，津液失守则汗出自多。若患者本就阴血不足，产时出血、出汗过多，则会使阴血更虚。阴血虚则阴不配阳，虚火内生，故津液外溢而致盗汗。

（三）辨证论治

阴阳、气血、营卫之间不是单独存在的，而是互生互用的。临证时不能见到卫阳虚自汗就单独补阳，见到营阴虚盗汗就单独补阴，而要看孰重孰轻、孰主孰次辨证施治。自汗者，以补气固表为主，同时适当配以滋阴养血之品；盗汗者，以益阴养血为主，同时适当配以补气助阳之品，从而达到阴阳、气血、营卫之间互生互用之目的，正所谓"善补阳者，必于阴中求阳，则阳得阴助而生化无穷；善补阴者，必于阳中求阴，则阴得阳升而源泉不竭"。

1. 常见证治

（1）气虚自汗：

主症：体弱面白畏风冷，汗出不止动则增；

倦怠懒言食少气，舌淡苔白脉濡细。

治法：补气固表、和营敛汗。

方药：《济阴纲目》黄芪汤（黄芪、白术、防风、熟地、煅牡蛎、茯苓、麦冬、甘草、大枣）加山药、浮小麦、麻黄根。

（2）阴虚盗汗：

主症：睡中汗出醒来停，或头汗出面潮红；

烦热腰酸口咽干，舌红苔少脉细频。

治法：养阴益气、生津敛汗。

方药：生脉饮加百合、地骨皮、知母、乌梅、白芍、枣仁。

2. 知常达变

《妇科心法要诀》说："虚热上蒸头汗出，治用当归六黄汤，黄芩连柏炒黑用，归芪生熟二地黄，自汗黄芪汤牡蛎，芪术苓甘麦地防，大汗不止阳外脱，大剂参附可回阳。"此论对后世临床起到了很好的指导作用。秦老在反复应用、深刻领会上论的基础上，结合多年临床体会，创制了以健脾益气、补肾固表、滋阴养血、调和营卫为法的治疗产后自汗、盗汗的经验方，方名"汗证统治方"。汗证统治方由人参 10 克、白术 10 克、黄芪 20 克、熟地 15 克、山萸肉 15 克、山药 15 克、当归 6 克、白芍 12 克、桂枝 10 克、炙甘草 6 克、麦冬 15 克、五味子 10 克、牡蛎 20 克、乌梅 6 克、生姜 3 片、大枣 6 枚组成。水煎，1 日 1 剂，分 2 次服。全方阴中求阳，阳中求阴，可达阴阳、气血、营卫调和之目的。自汗甚者加浮小麦 30 克、炒大麦麸皮 30 克、麻黄根 10 克；盗汗甚者加知母 15 克、百合 20 克、地骨皮 20 克。

若产后自汗过甚，出现虚脱现象，症见手足厥冷、面色苍白、冷汗淋漓、脉微欲绝等症，此乃阳随阴脱之亡阳危候。急当投大剂参附方加味：人参 30 克、附子（先煎 60 分）30 克、山萸肉 60 克、麦冬 15 克、五味子 20 克、黄芪 30 克、白术 15 克、防风 6 克、炙甘草 25 克。本方具有回阳、益阴、固表而救脱之效。

若产后盗汗较甚，兼便秘、乳汁少者，可投《证治准绳》止汗散（煅牡蛎、炒小麦麸皮各 30～50 克）加炒胡麻 20 克、生白芍 20 克、制首乌 20 克、决明子 10 克、当归 20 克。水煎，

1 日 1 剂，分 3 次服。亦可倍量，共研细末，1 日服 3 次，每次 10 克，开水冲服。本方具有益气、滋阴、生津、止汗、润肠、增乳之效。

（四）验案举例

李某某，女，32 岁，山西省繁峙县人。

初诊：2018 年 5 月 30 日。患者第 3 胎剖宫产后 65 日，恶露已净，素体瘦弱。患者自产后出现自汗多，持续不止，间有盗汗至今。伴乳汁不足，体倦纳少，面黄白少华，大便干硬，排下不畅，口咽干。舌淡红，苔薄白，脉濡细略数。患者在当地经中西医多方治疗效果不显。

诊断：产后自汗、盗汗。

辨证：脾肾两虚，气血不足。

治法：健脾益气、补肾固表、滋阴养血、调和营卫。

方药：汗证统治方加减。

处方：人参 10 克、白术 15 克、炙黄芪 30 克、熟地 15 克、山萸肉 15 克、山药 15 克、当归 6 克、白芍 12 克、阿胶 8 克、桂枝 10 克、麦冬 15 克、五味子 15 克、煅牡蛎 20 克、乌梅 6 克、炙甘草 6 克、生姜 3 片、大枣 6 枚。7 剂，1 日 1 剂，水煎，分 3 次温服。

二诊：2018 年 6 月 13 日。患者服药后精神增，自汗、盗汗明显减轻，乳汁增多。效不更方，守方再服 15 剂。服法改为 2 日 1 剂，分 4 次服。

1 个月后患者电话告知，服药尽剂，诸症悉除。

四、产后身痛

（一）概说

女性产后出现肢体、关节或肌肉酸楚疼痛、麻木、重着等，常伴畏风怕冷、汗出等症状，每遇风受寒后加重，此病可延及数月，甚者经年不愈，称为"产后身痛"，俗称"产后风"，为产后常见病。

秦老认为，由于人工流产、药物流产近年逐渐增多，加之起居无常，空调取冷，饮冷食冰，阳气受损，产后身痛的发病率不断上升。产后身痛，西医检查一般无阳性指标，缺乏对应疗法。中医认为，产后身痛由于产后气血不足，经脉失养，或瘀血阻滞，或产后百脉空虚，腠理疏松，卫阳不固，易感外邪而为病。中医治疗产后身痛自古就有较好的疗效。

（二）病因病机

《傅青主女科》认为"产后百节开张，血脉流散，气弱则经络间血多阻滞，累日不散，则筋牵脉引，骨节不利，故腰背不能转侧，手足不能动履，或身热头痛"，指出产后身痛的病机为气血不足，百脉空虚，经脉失养，或瘀阻经络，气血受阻。《沈氏女科辑要笺正》认为"此证多属血虚……或有风寒湿三气杂至之痹"，说明产后腠理疏松，卫阳不固，易感风寒湿邪，外邪与瘀血相搏结，阻滞经络，可致身痛。

综上所述，产后身痛的病机为多虚、多瘀。多虚为本，多瘀为标，标本并存，本虚标实。本虚者，气血虚弱，"不荣则痛"；标实者，邪瘀留着，"不通则痛"。产后身痛虽类似痹证，但又不能简单地以痹论治，治疗应以补虚治本为主，祛瘀通络散邪治标为辅。

此外，肝主筋，肾主骨，脾主肌肉，筋、骨、肉疼痛，治本切勿忘调补肝、肾、脾。

（三）辨证论治

1. 辨证要点

产后身痛应着眼于疼痛的性质特点，结合形、气、色、脉、舌进行辨证。肢体酸楚，筋脉拘急，肌肉麻痹，舌淡苔白，脉细无力，属血虚；遍身疼痛，腹痛拒按，恶露瘀暗，面唇紫暗，舌暗，有瘀斑，脉弦而涩，属血瘀；肢节疼痛，畏寒喜热，或痛处不定，舌苔薄白，脉浮或紧，属风寒；腰膝酸痛，腿膝困软，尿频失禁，舌淡苔滑，脉沉尺弱，属肾虚。临证所见，患者十之八九属气血虚弱，筋脉失养，其次是瘀血阻络。

2. 论治要点

治疗产后身痛应抓主要矛盾，以益气养血为主，气血足则血脉调畅，筋脉得养，方能驱邪外出。《丹溪心法》说："产后无得令虚，当大补气血为先，虽有杂证，亦末治之。一切病多是血虚，皆不可发表。"《沈氏女科辑要笺正》说："此证多血虚，宜滋养，或有风寒湿三气杂至之痹，则养血为主，稍参宣络，不可峻投风药。"说明虽有外邪、瘀血留滞，也应在补气养血的基础上，适当加用化瘀通络、祛风散寒化湿之品。随着正气充，血脉通，邪可散，痛可愈。

3. 常见证治

（1）气血两虚：

主症：遍身肢节酸麻痛，筋脉拘急难转动；

头晕目眩悸少寐，舌淡苔少脉虚细。

治法：益气养血、温经通络。

方药：黄芪桂枝五物汤加当归、制首乌、桑寄生、秦艽、木瓜、熟地、鸡血藤。

（2）血瘀身痛：

主症：遍身疼痛少腹痛，痛处拒按按则痛；

舌黯瘀斑脉弦涩，恶露紫块排不顺。

治法：养血活血、化瘀通络。

方药：生化汤加五灵脂、没药、红花、秦艽、丝瓜络。

（3）肾虚身痛：

主症：腰脊酸痛足跟疼，头晕耳鸣腿膝困；

小便频数或失禁，脉沉迟弱舌淡润。

治法：补肾壮腰、强筋健骨。

方药：傅氏养荣壮肾汤（当归、川断、杜仲、桑寄生、防风、独活、桂心、生姜）加熟地、菟丝子、淫羊藿、枸杞、山萸肉。

（4）风寒身痛：

主症：遍身关节痛无定，或肿重着或剧痛；

或恶风寒有表证，脉来浮缓或沉紧。

治法：益气养血、散寒祛风除湿。

方药：独活寄生汤。湿邪重，关节肿胀、重着加羌活、苍术、薏仁；寒邪重，畏冷痛剧加附子、桂枝、细辛；风邪重，疼痛游走恶风，加重独活用量，加海桐皮、蕲蛇。

4. 知常达变

秦老在《妇科心法要诀》治疗产后身痛方——趁痛散的基础上，经临床反复实践，形成了自己相对固定的经验方，名为"加减趁痛汤"。加减趁痛汤由当归 10 ~ 15 克、黄芪 30 ~ 40 克、白术 10 ~ 15 克、人参 10 克、牛膝 10 ~ 15 克、独活 10 ~ 20 克、阿胶 10 克、杜仲 12 克、桑寄生 30 克、桂枝 10 ~ 15 克、炒白芍 10 ~ 15 克、鸡血藤 20 ~ 30 克、络石藤 10 克、丝瓜络 10 克、炙甘草 8 ~ 10 克、生姜 3 片、大枣 6 枚组成。水煎，每日 1 剂，分 3 次服。方中人参、黄芪、白术健脾益气，以资化源；当归、炒白芍、阿胶滋阴养血，以护肝体；杜仲、牛膝、独活、桑寄生补益肝肾，以壮筋骨；桂枝、炒白芍、炙甘草、生姜、大枣调和营卫，以通阳解肌；鸡血藤、络石藤、丝瓜络通络和血，以畅筋脉。全方可达正充、络通、邪散、痛愈之良效。

若疼痛较甚，遍身刺痛，局部青紫，舌暗有瘀，脉沉紧涩滞者，此瘀血阻滞作痛，方选身痛逐瘀汤加减。

若寒湿化热，关节红肿热痛，遵"勿拘于产后，勿忘于产后"之旨，可用清热解毒、除湿疏风通络法，方选清热除痹汤（忍冬藤、威灵仙、青风藤、海风藤、络石藤、防己、桑枝、追地风），方中忍冬藤、防己、桑枝清热除湿；威灵仙、青风藤、海风藤、络石藤、追地风，散风通络除湿。忍冬藤善清血络中之热，威灵仙善行，二药合用清热除湿，散风力强，为治产后身痛之要药。诸药合用，散邪而不伤正。

临证根据疼痛部位及疼痛性质加减用药：上肢疼痛加羌活、片姜黄以引药上达；下肢疼痛加牛膝、木瓜以通经下达；关节疼痛加松节、透骨草以通达关节；疼痛甚者加海风藤、威灵仙以通络镇痛；肾虚腰痛加杜仲、川断、桑寄生以补肾壮骨；血瘀疼痛加苏木、桃仁以活血通络；痛处有冷感加细辛、桂枝以温经散寒；痰阻麻木加胆南星、白芥子以化痰通络；疼痛肿重加苍术、薏仁以除湿止痛；屈伸不利加伸筋草、海风藤以宣痹伸筋。

（四）验案举例

刘某某，女，34 岁，山西省忻州市人。

初诊：2022 年 8 月 1 日。患者首胎顺产后 1 个月，恶露止。患者全身疼痛，尤以腕、踝、指、趾关节酸楚、刺痛为主，畏风冷，自汗多，虽值盛夏炎热，仍身着棉大衣，纳可，二便调。舌淡暗，苔白滑，脉虚细微涩。

诊断：产后身痛。

辨证：气血两虚，筋脉瘀滞，复感风湿。

治法：益气养血、温经通络、祛风除湿。

方药：加味趁痛汤加减。

处方：黄芪 40 克、当归 10 克、白术 10 克、人参 10 克、怀牛膝 15 克、独活 15 克、羌活 8 克、阿胶（烊化）10 克、焦杜仲 12 克、桑寄生 30 克、桂枝 12 克、炒白芍 12 克、炙甘草 6 克、鸡血藤 20 克、络石藤 10 克、丝瓜络 10 克、生姜 3 片、大枣 5 枚。7 剂，1 日 1 剂，水煎，分 3 次服。

二诊：2022 年 8 月 10 日。患者服药尽剂，疼痛减轻大半，自汗、畏风轻。上方 7 剂，水煎，服法改为 3 日 2 剂。

此患者共就诊 6 次，均以此方随证化裁治疗，疼痛基本消失，仅在阴雨天手指关节轻微疼痛。

2022 年 10 月 10 日，患者电话告知，近半个月症状消失，产后身痛痊愈。

五、产后大便难

（一）概说

产后大便艰难，或数日不解，或干硬难排，称"产后大便难"。产后大便难为产后常见病。早在东汉时期张仲景就将产后大便难列为新产"三病"之一："三病者，一者病痉，二者病郁冒，三者大便难"。三病表现虽各异，但病机皆为血虚津亏。指出："新产血虚，多汗出，喜中风，故令病痉；亡血复汗，寒多，故令郁冒；亡津液，胃燥，故大便难。"《妇科心法要诀》将产后大便难归纳为"产后去血亡津液，胃燥肠枯大便难，饮食如常无所苦，不须妄下损真元，量其虚实通利导，血旺津回听自然"，阐明产后亡血伤津，阴血、津液不足致胃燥肠枯，是产后大便难的主要病机，主张不能轻用下法以防损正气，宜滋阴润燥，或用简便廉的导下法，使血旺津回，大便就会通畅。

（二）病因病机

分娩失血较多，营血骤然损伤，产时疼痛用力，大汗津液亏耗。肠道为化物传导之腑，以通为用，以通为顺，产后血亏津耗致胃燥肠枯，失去通降和顺职能。肠道宿便留滞，使清气不升，浊气不降，甚而腑气闭塞不通。

临证时我们应当重视二便不通，即使诸症并存也应先通二便，余症置后处理。对产后大便难，当抓主要病机，益气养血，生津润燥，务使大便通畅。

（三）辨证论治

1. 辨证要点

产后大便难以产后便秘、饮食如故、腹无胀痛为诊断要点，以亡血伤津，肠道燥涩，或气虚无力推动，传导失职为病机，同时辨别血虚津亏，阴虚内热，气虚无力，分别论治。

2. 论治要点

治疗以益气养血、生津润燥为要点，不宜妄投苦寒通下之品，徒伤中气。属血虚津亏者，宜养血生津、润燥通便；属血虚内热者，宜滋阴清火、润燥通便；属气血两虚者，宜补气养血、润燥通便。

3. 常见证治

（1）血少津亏：

主症：大便干涩数日解，解时干硬难出排；

　　　饮食如故无胀痛，肤燥口干脉虚涩。

治法：养血增液、润燥通便。

方药：四物汤加肉苁蓉、麦冬、制首乌、决明子、火麻仁、柏子仁、瓜蒌仁。

（2）阴虚火旺：

主症：阴虚火旺津液伤，大便干燥解艰难；

五心烦热口咽干，脉细而数舌红干。

治法：滋阴降火、润燥通便。

方药：麻仁丸（麻仁、枳实、人参、大黄）加生地、麦冬、元参、天花粉。

（3）气血两虚：

主症：大便难或喘自汗，头晕目眩神疲倦；

面色痿黄肤不润，脉大而虚舌白淡。

治法：补气养血、润燥通便。

方药：圣愈汤加生山药、制首乌、生白术、桑葚。

4. 知常达变

秦老治疗产后大便难的经验方药物组成：当归30克、熟地10~15克、肉苁蓉30克、黑芝麻30克、百合15~30克、郁李仁10克、生山药60~100克、木香6克、桃仁6~10克、丹参15克、麦冬15~30克、天花粉10克、黄芪15~30克、升麻6克。方中当归、熟地、肉苁蓉、黑芝麻、百合、郁李仁、生山药润燥通便，木香、桃仁、丹参活血行气，麦冬、天花粉生津润燥，黄芪、升麻益气、升清、降浊。秦老认为，方中当归、肉苁蓉、黑芝麻、生山药宜重用，一般来说，当归、肉苁蓉、黑芝麻使用剂量宜在30克以上，生山药剂量宜60~100克。此外秦老还十分重视采用简便易行而又不伤正气的导法。

在补气养血、生津增液诸方中，可少佐枳壳、木香、香附等行气助运之品。

对体质较好，或见痞、满、燥、实之腑实证者，遵照"勿拘于产后"的旨意，在辨证的基础上，选增液承气汤或承气汤加人参、黄芪，但要掌握"中病即止，勿使过之"，不必尽剂。

（四）验案举例

冀某某，女，40 岁，山西省宁武县人。

初诊：2019 年 8 月 10 日。患者第 2 胎产后 2 月余，母乳不足，素体瘦弱，有便秘史，产后出血较多，产后出汗多。患者大便干硬，数日不解，断续外用"开塞露"辅助排便，伴神疲乏力，口燥咽干，面色痿黄，心慌气短。舌淡暗，苔少干燥，脉虚细略数。

诊断：产后大便难。

辨证：气血两虚，津亏肠燥。

治法：益气养血、生津润肠。

方药：秦老经验方加减。

处方：当归 30 克、熟地 15 克、肉苁蓉 30 克、黑芝麻 30 克、百合 20 克、郁李仁 10 克、百合 15 克、黄芪 30 克、升麻 6 克、生山药 60 克、桃仁 6 克、木香 6 克、丹参 15 克、麦冬 20 克、天花粉 10 克。7 剂，1 日 1 剂，水煎，分 3 次温服。

二诊：2019 年 8 月 19 日。患者上诊后排便 5 次，较前顺畅，但胃脘有痞胀感，纳不香，形、气、色、脉同前。上方去熟地，加厚朴 12 克、枳壳 12 克。7 剂，水煎，服法改为 3 日 2 剂。

三诊：2019 年 9 月 1 日。患者近 3 日大便 1 日 1 行，较畅，乳汁有增，胃脘较舒适，精气神尚感不足。处以上方 2

剂，诸药共研为细粉末，炼蜜为丸，每丸重约 10 克，每日早晚各服 1 丸，以善其后。

六、产后排尿异常

（一）概说

女性产后小便不通，或尿意频数，或小便失禁者，统称为"产后排尿异常"。早在《诸病源候论》就有关于产后小便不通、产后小便数、产后遗尿的论述，后世医家更有专篇论述。

（二）病因病机

产后排尿异常的病因主要是产时用力过度耗气伤血，或助产不慎损伤膀胱。病机主要是膀胱气化失职。早在《内经》就有"膀胱不利为癃，不约为遗溺""膀胱者，州都之官，津液藏焉，气化则能出矣"之论，说明正常情况下，膀胱有双向功能，一者藏津液，一者排小便，藏者有时，排者有度，此皆膀胱气化使然，反之，若膀胱气化失职，则藏、排异常。

膀胱气化又与肾、肺关系密切，肾司二便，与膀胱相为表里，肺主一身之气，为水之上源，通调水道，下输膀胱，故临证常见的产后排尿异常，主要有肺气虚、肾气虚和膀胱损伤 3 种。

（三）辨证论治

1. 辨证要点

辨证主要依靠观察小便：小便频或失禁，昼夜相等，多为气虚；只夜尿频，或遗尿失禁，多属肾虚；有产伤史，小便持续淋漓不尽，或尿中夹血者，多属膀胱损伤。

2. 论治要点

论治要点，当辨气虚、肾虚、膀胱损伤，分而论治。气虚者，还应分辨气化不通与气化不固。气化不通者，小便闭塞，少腹胀满憋急（尿潴留），治当补气、化气、利水；气化不固者，尿频、失禁或自遗，治宜补气、固涩；肾虚者，夜尿频、自遗，失禁，治宜补肾、温阳、固涩。若产时创伤，膀胱损伤，则小便自漏或尿中夹血，治宜补气固脬，必要时行手术治疗。

3. 常见证治

（1）气虚：

主症：尿闭不通腹胀急，自遗失禁或频数；

少气懒言倦无力，舌淡苔少脉缓弱。

治法：尿闭者，补气、化气、利水；尿频者，补气、固涩、收敛。

方药：尿闭者，补中益气汤合五苓散加桔梗、乌药、通草；尿频者，补中益气汤加故纸、覆盆子、桑螵蛸。

（2）肾虚：

主症：尿闭不通腹胀急，或遗失禁夜频数；

腰膝困酸面晦暗，舌淡苔润脉沉迟。

治法：尿闭者，补肾温阳、化气行水；尿频者，补肾温阳、敛肾固涩。

方药：尿闭者，肾气丸加桔梗、乌药、通草、车前子；尿频者，肾气丸去丹皮、茯苓、泽泻，加故纸、桑螵蛸、益智仁。

（3）膀胱损伤：

主症：产时不慎膀胱伤，不能约束自漏裆；

　　　　不时遗漏或夹血，脉象舌象多正常。

治法：补气固脬。

方药：《医宗金鉴》黄芪当归散（黄芪、人参、白术、当归、白芍、炙甘草、猪尿脬、生姜、大枣）加白及、炮猬皮。服药不效者，可酌情行手术治疗。

4. 知常达变

产后排尿异常发病率较高，临床上屡见不鲜，除上述3种典型证型外，临床上还可见到瘀热互结、实热淋痛等证型，现介绍如下：

瘀热互结见产后小便淋涩，尿急黄赤，小腹刺痛拒按，辨证当为邪热客胞，瘀热互结，秦老常选用四物汤加蒲黄（包煎）10克、桃仁10克、牛膝10克、滑石（包煎）10克、瞿麦15克、通草6克治之。

实热淋痛见产后突发尿频、尿急、灼痛，甚则发热恶寒（寒战），舌红，苔黄，脉滑数，辨证为邪热客胞或阴虚化热。秦老遵守"勿拘于产后"的原则，多选傅氏茅根汤加减治之（白茅根30克、石膏30克、瞿麦15克、冬葵子3克、通草3克、灯芯草3克、车前子9克）。亦可选用五苓散加蒲公英30克、地丁20克、白茅根30克、滑石（包煎）10克、生甘草10克。

（四）验案举例

案1

李某某，女，32岁，山西省忻州市人。

初诊：1985 年 12 月 5 日。患者第 2 胎剖宫产后 7 日，母乳、恶露较多，小腹微痛。患者住院剖宫产后至今小便不通，少腹拘急胀满，产科以导尿维持，急来我处求治。

诊断：产后癃闭（尿潴留）。

辨证：产伤膀胱，气化不利。

治法：温阳化气、利尿通闭。

方药：五苓散加味

处方：白术 10 克、泽泻 12 克、茯苓 15 克、猪苓 10 克、桂枝 6 克、乌药 15 克、黄芪 15 克、当归 15 克。3 剂，1 日 1 剂，水煎，分 2 次温服。

二诊：1985 年 12 月 9 日。患者服药 2 剂后尿意急，排尿时连同导尿管排出。患者服药尽剂，诸症消失。

案 2

高某某，女，38 岁，山西省保德县人。

初诊：2021 年 10 月 6 日。患者第 3 胎产后 2 月余。诉产后尿频、尿急，无疼痛，甚则咳而遗尿或动则失禁，腰腿酸困无力，身畏冷，四末凉，面黄晦暗。舌淡，苔滑润，脉沉尺弱。

诊断：产后尿失禁。

辨证：肾阳虚衰，膀胱失约。

治法：补肾温阳、敛脬固涩。

方药：肾气丸加减

处方：熟地 20 克、山药 15 克、山萸肉 15 克、熟附子（先煎 15 分）6 克、肉桂 3 克、故纸 10 克、桑螵蛸 10 克、覆盆子 15 克、鹿衔草 15 克、金樱子 30 克、莲须 15 克、黄芪 30 克。10 剂，1 日 1 剂，水煎，分 3 次温服。

二诊：2021 年 10 月 18 日。患者药后排尿次数较前减少，仍有失禁，自汗多，纳食欠佳。上方加鸡内金 10 克、炒芡实 20 克、煅牡蛎 20 克。10 剂，水煎，服法改为 3 日 2 剂。

三诊：2021 年 11 月 5 日。患者小便次数逐渐正常，偶有咳而遗尿。上方继服 10 剂，水煎，服法改为 2 日 1 剂。

1 个月后患者精、气、神明显改善，尿频急、失禁均消失。秦老嘱咐患者口服肾气丸，每日早晚各 1 丸，坚持 1 个月善后。

第六章　妇科杂病

妇科疾病以经、带、胎、产为主，凡不属经、带、胎、产范畴，而又与女性生理、病理特点有直接关系的疾病，均属于妇科杂病，主要有不孕症、癥瘕、脏躁、盆腔炎、子宫内膜异位症、多囊卵巢综合征，以及阴挺、阴痒、阴吹等。妇科杂病种类较多，病因病机各不相同，故名曰"杂病"，当分而论治。盆腔炎、子宫内膜异位症、多囊卵巢综合征为西医病名，中医古医籍中虽有记载，但无准确的病名和诊断。这些疾病是中医妇科临床上的常见病和多发病，因此本书借用西医的病名和诊断，并结合中医的辨证论治方法进行阐述。

一、不孕症

（一）概说

育龄女性婚后与丈夫同居两年及两年以上，未避孕而未怀孕（排除丈夫因素）的病证，称"原发性不孕症"；如曾生育或有流产史，后未避孕而两年未孕的病证，称"继发性不孕症"。古人称前者为"全不产""无子"，称后者为"断续"。

《灵枢·天年》说："愿闻人之始生，何气筑为基？何立而为楯？……岐伯曰：以母为基，以父为楯。"《灵枢·本神》说："故生之来谓之精，两精相搏谓之神。"《灵枢·决气》说："两神相搏，合而成形，常先身生，是谓精。"《内经》告诉我们，胚胎形成的物质基础是父母之精（即精子、卵子）。具体来说，女子月经调畅（有正常的排卵月经），男子精液健壮（有足量、足数、健康的精子），男女在"细缊"时（排卵期）性合，即可精卵结合，形成胚胎。

女子月经调，男子精液壮是受孕的关键，正如《妇科正宗》所说："男精壮而女经调，有子之道也。"反之，月经的周期、经量、经色、经质、气味异常，常可致不孕。《素问·上古天真论》说："女子七岁，肾气盛，齿更发长；二七，而天癸至，任脉通，太冲脉盛，月事以时下，故有子……丈夫八岁，肾气实，发长齿更；二八，肾气盛，天癸至，精气溢泻，阴阳和，故能有子。"明确指出，男女都是在肾气盛，天癸至，任脉通，冲脉盛的基础上，即男性 16 岁左右，女性 14 岁左右，男性精气始满，女性月经来潮的情况下，阴阳合，方可有子。女子月经的产生与蓄溢、胎孕的形成与健壮可概括为：肾气（肾精、肾阳）、天癸（先天之水）、冲任（冲为血海、任主胞胎）、胞宫（行月经、孕育胎）的共同协调作用。

此外，受孕还应注意男女适当的年龄和种子的"的候"。《妇科心法要诀》说："精通必待三十娶，天癸二十始适人，皆欲阴阳完实后，育子坚壮寿偏增。""男子聚精在寡欲，交接乘时不可失，须待细缊时候至，乐欲难忍是真机。"本书告诉我们，男性 16 岁左右、女性 14 岁左右初步有了生殖功能，但过早结婚、过度房事，对父母、子女的健康、寿命都有影响。

对于不孕症，早在《周易》就有"妇人三岁不孕"的论述。《内经》认为"督脉为病……其女子不孕"，指出不孕症的病机为督脉生病。后世医家对于不孕症的认识不断丰富。《备急千金要方》认为"凡人无子，当为夫妻俱有五劳七伤、虚羸百病所致……夫治之之法，男服七子散，女服紫石门冬丸"，指出不孕症不仅与女性有关，而且与男性有关，并提出了治疗不孕症的具体方药。《傅青主女科》总结了10种不孕症，即身瘦不孕症、胸满不思食不孕症、下部冰冷不孕症、少腹急迫不孕症、嫉妒不孕症、肥胖不孕症、骨蒸夜热不孕症、腰酸腹胀不孕症、便涩腹胀足浮肿不孕症、胸满少食不孕症。这10种不孕症的症状涉及内科、妇科等多科疾病。《石室秘录》列举了10种不孕症的病因："一胎胞冷也，一脾胃寒也，一带脉急也，一肝气郁也，一痰气盛也，一相火旺也，一肾水衰也，一任督病也，一膀胱气化不行也，一气血虚而不能摄也"。

（二）病因病机

女性不孕症的原因很多，有先天性的，有后天性的，属先天性的不孕症有5种，古人称"五不女"，即骡、纹、鼓、角、脉5种。此5种不孕症均属先天性生理缺陷，非药物保守所能医治，不属本书讨论范围，本书讨论的是先天肾气不足和后天病理变化所致的不孕症。

《妇科心法要诀》将女子不孕症概括为："不孕之故伤任冲，不调带下经漏崩，或因积血胞寒热，痰饮脂膜病子宫"。

总之，肾主生殖，系胞，是人体生殖繁衍、生长发育之本，与不孕症关系最密切，与天癸、冲任的失调，脏腑、气血的不和都有密切关系。临床常见的不孕症证型，主要有肾虚、血虚、肝郁、痰湿、血瘀几种。秦老认为，不孕症各证型单独出现者较少，常多个证型夹杂，故临证勿拘于一证一型，用药勿拘于一法一方，当灵活变通方可奏效。

（三）辨证论治

1. 辨证要点

先排除丈夫因素，确定为女性不孕症后，再详细查找不孕的原因。通过询问病史，如月经初潮年龄、月经期量色质史、婚姻生育史、带下史、性生活史等，进一步明确是器质性不孕还是功能性不孕，并进行必要的仪器诊断、化验检查。对先天生殖缺陷（五不女）不孕者，应尽早明确诊断，放弃治疗。对复杂难治的不孕症，应根据病情采取多种方法治疗，必要时选择手术治疗，避免盲目滥治，耽误病情。对多囊卵巢综合征、子宫内膜异位症等引起的不孕症的治疗，请参考本书相关内容。

2. 论治要点

在审证求因的基础上，辨别寒、热、虚、实，做到方证对应。一般虚证主要有肾阳虚衰、肾阴不足，肾阳虚衰者，宜温补肾气为主，兼补后天以养先天；肾阴不足者，当养阴补血，滋肾填精。实证主要有痰湿阻滞、瘀血阻胞、肝郁气滞，痰湿阻滞者，须燥湿化痰，佐以理气；瘀血阻胞者，宜活血化瘀；肝郁气滞者，宜疏肝解郁为主，佐以养血理脾。临证当辨证加减。

3. 常见证治

（1）肾阳虚衰：

主症：（月经）迟闭后少淡畏寒，性淡溲频脉迟缓。

治法：温补肾阳、壮冲益任。

方药：《景岳全书》毓麟珠（人参、白术、茯苓、炙甘草、当归、川芎、白芍、熟地、菟丝子、杜仲、鹿角霜、川椒）加紫石英、紫河车、沙苑子。全方既温补先天以生精，又培补后天以养血，使冲任旺，天癸足。腰膝酸软明显者，加巴戟天、故纸、仙茅；少腹前阴冷明显者，加小茴香、附子、肉桂。

（2）肾阴不足：

主症：（月经）先后色红脉细数，腰酸口燥烦虚热。

治法：滋阴养血、调冲益精。

方药：傅氏养精种玉汤（熟地、当归、白芍、山萸肉）加女贞子、旱莲草、川断、黄精、枸杞、香附。

（3）痰湿阻滞：

主症：（月经）稀闭后少黏如痰，痞闷泛恶脉滑弦；

女性禀盛多毛胖，恣意厚味与膏粱。

治法：燥湿化痰、理气调经。

方药：启宫丸（半夏、香附、苍术、陈皮、神曲、川芎）加菖蒲、枳壳、鹿角霜、益母草。

（4）瘀血阻胞：

主症：（月经）后少紫黑块痛胀，脉涩舌暗瘀点斑。

治法：活血化瘀、调理冲任。

方药：少腹逐瘀汤加紫石英、川断、香附。

（5）肝郁气滞：

主症：（月经）不定不畅腹胀痛，烦怒太息乳胁痛。

治法：舒肝解郁、养血理脾。

方药：傅氏开郁种玉汤（白芍、香附、当归、牡丹皮、白术、茯苓、天花粉）加菟丝子、紫河车。全方养肝、疏肝、健脾补肾。胸胁胀痛甚者，白芍减半，去白术，加柴胡、青皮、玫瑰花。

4. 知常达变

若因其他疾病导致不孕者，当审证求因，方证对应，先治他病，他病治愈，自能受孕。如子宫内膜异位症、多囊卵巢综合征，以及输卵管狭窄、粘连、不通等病证，只有治愈这些疾病，不孕症才能不治而愈。

古人有"种子之法首当调经"的论说，如《丹溪心法》认为"经水不调，不能成胎""种子先调经，经调孕自成"。秦老借鉴前人的论述，学习后人的经验，结合自己的临床实践，总结出一套治疗不孕症的方法，称为"巡经调经法"。将本法用于临床，效如桴鼓。巡经调经法根据妇人"生殖轴"之阴阳、气血消长转化的客观规律进行巡经论治，即经前（黄体期），阳气渐长，血海充盈，治当温补肾阳，以助黄体健全，方药选四物汤加仙茅、仙灵脾、巴戟天等；经期（溢泻期），排务畅行，阳极转阴，治当因势利导、活血调经，方药选当归、川芎、香附、益母草、桃仁、红花等，或辨证选中成药血府逐瘀口服液或少腹逐瘀颗粒，经期 1～4 日服；经后（卵泡期），血海空虚，阴气渐长，治当滋阴养血，以促卵泡成熟，方药选当归、白芍、熟地、山黄肉、菟丝子、黄精等；经间（排卵期），阴极阳生，阴阳转化，治当温阳通络，以促排卵，方药选覆盆子、巴戟天、香附、皂角刺、路路通、王不留行等。

对胞宫虚、寒、瘀，表现为月经后期，经量或多或少，少腹隐隐冷痛，口舌干，肤糙涩等症而不孕者，方选《金匮要略》大温经汤。胞寒显著者，加艾叶、香附；经前乳胀痛者，加生麦芽、柴胡；脾肾虚者，合《医学衷中参西录》寿胎丸。

禀赋体弱，气血阴阳俱虚而不孕者，方选十全大补汤加仙茅、仙灵脾、覆盆子、菟丝子。

痰湿阻胞，体胖多脂不孕者，方选苍附导痰汤加当归、川芎、苏木、土茯苓，经后 10 日开始服用，1 日 1 剂。

（四）验案举例

案 1

刘某某，女，38 岁，52941 部队家属。

初诊：1974 年 10 月 15 日。患者于 14 年前顺产 1 女，此后出现月经后期，少腹冷胀，伴有痛经，经行不畅，色黯夹瘀块，舌暗有小瘀点，脉沉涩。十余年来患者欲孕第 2 胎，经中西医多方医治未能成孕。

诊断：继发性不孕症。

辨证：胞宫虚寒，瘀阻冲任。

治法：活血化瘀、暖宫通络。

方药：少腹逐瘀汤合种子安胎第一方加减。

处方：当归 12 克、川芎 6 克、赤芍 12 克、艾叶 10 克、五灵脂（包）10 克、蒲黄（包）10 克、炮姜 6 克、肉桂 3 克、熟地 15 克、香附 12 克、小茴香 6 克、元胡 10 克、炙甘草 6 克。10 剂，水煎服，经前 7 日，1 日 1 剂，分 2 次温服。经期 2 日 1 剂，分 4 次，1 日 2 次温服。

患者连服 2 个月经周期后怀孕。本案例为胞宫虚寒、瘀血阻络所致的继发性不孕症。前医以补虚为法，方选五子衍宗丸加减。秦老认为，此案月经后期，色黯夹瘀，伴有痛经，脉象沉涩等一派寒瘀凝滞之证，投此方意在温通胞脉、祛瘀通络，方证对应，故能 1 个月痛经止，2 个月宫暖络通而受孕。

案 2

王某某，女，33 岁，山西省原平市人。

初诊：2012 年 6 月 8 日。患者婚后 8 年未孕，欲调经助孕。患者 16 岁月经初潮，多后期，甚则数月 1 行。经期 3～4 日，色暗淡，量少，经行不畅，经前四五日阴中下少量褐色水样物，伴形寒畏冷，四末凉。舌淡暗，苔白滑，脉沉迟弱。多次 B 超检查提示：子宫附件未见异常。化验女性激素：孕酮偏低。早孕试验阴性。

诊断：原发性不孕症。

辨证：肾阳虚衰，冲任不调。

治法：温补肾阳、壮冲益任。

方药：巡经调经方加减。

处方：菟丝子 30 克、巴戟天 10 克、淫羊藿 15 克、仙茅 10 克、当归 12 克、川芎 6 克、白芍 12 克、熟地 20 克、香附 12

克、益母草 20 克、杜仲 12 克、鹿角胶（烊化）8 克、川椒 6 克、白术 12 克、炙甘草 6 克、人参 10 克。10 剂，经前，1 日 1 剂，水煎，分 3 次温服。

二诊：2012 年 6 月 20 日。患者服药尽剂，月经于今日来潮，经色、经量较前稍有改善，经前未见褐色水样物。经期宜祛瘀生新、温经通络，务使经水畅行。方选中成药少腹逐瘀颗粒，经期每日服 2 次，每次冲服 1 袋，黄酒送服。

三诊：2012 年 6 月 25 日。患者月经于 2012 年 6 月 24 日净，小腹不适，喜温喜按，腰困。经后宜益精养血，补益肝肾。经后方：当归 12 克、熟地 15 克、山萸肉 15 克、枸杞 15 克、菟丝子 30 克、白芍 12 克、黄精 15 克、黄芪 20 克、党参 15 克、紫石英 30 克、白术 12 克、柴胡 6 克。10 剂，2 日 1 剂，水煎，分 4 次服，每日 2 次。

四诊：2012 年 8 月 3 日。患者末次月经 2012 年 7 月 26～30 日，经色、经量明显改善，精神可，形寒肢冷缓解。2012 年 7 月 12 日，阴中下少量透明拉丝样生理带。

遵循经调经法治疗 3 个月经周期后，患者末次月经 2012 年 9 月 30 日～10 月 4 日，月经期、量、色、质基本正常。于 2012 年 11 月 8 日再诊，时感少腹隐隐冷胀，口唇干燥。处方改用《金匮要略》温经汤合《医学衷中参西录》寿胎丸加紫石英 30 克、益母草 15 克、淫羊藿 15 克。10 剂，3 日 2 剂，水煎，分 3 次服，1 日服 2 次，以温经暖宫、补肾种子。

1 个月后，患者月经未至，经查已受孕。

二、癥瘕

(一) 概说

女性下腹部有包块，或痛，或胀，或痛胀不显，甚或出血的疾病，统称为"癥瘕"。

癥与瘕既有区别又有联系：癥者，"癥积不动有定处"，具体讲，包块坚硬，推之不移、痛有定处者，属癥；瘕者，"瘕聚推移无定形"，具体讲，包块不坚，推之可移、痛无定处者属瘕。瘕聚日久，由气及血，也可形成癥。一般来说，癥属血分病，瘕属气分病，然气血相随，关系密切，气滞则血瘀，血瘀可气滞，故临床统称"癥瘕"。

早在《灵枢·水胀》就有"肠覃""石瘕"的记载，书中说："肠覃何如？岐伯曰：寒气客于肠外，与卫气相搏，气不得荣，因有所系，癖而内著，恶气乃起，息肉乃生。其始生也，大如鸡卵，稍以益大，至其成如怀子之状，久者离岁，按之则坚，推之则移，月事以时下，此其候也。""石瘕生于胞中，寒气客于子门，子门闭塞，气不得通，恶血当泻不泻，衃以留止，日以益大，状如怀子，月事不以时下，皆生于女子，可导而下。"《金匮要略》有"妇人宿有癥痼"的记载，首次提出了"癥"的病名，并制定了第一张治疗癥瘕的处方——桂枝茯苓丸，指出女性所患的癥瘕会逐渐长大，严重者状如怀子，有的病人会出现经闭，有的病人会伴有崩漏。

（二）病因病机

《景岳全书》认为"瘀血留滞作癥，唯妇人有之，其证则或由经期，或由产后，凡内伤生冷，或外受风寒，或恚怒伤肝，气逆而血留，或忧思伤脾，气虚而血滞，或积劳积弱，气弱而不行，总由血动之时，余血未净，而一有所逆，则留滞日积而渐以成癥矣"，详细阐明了癥瘕的病因病机，即在经期或产后，血室空虚，产门开放之际，或因情志不遂，或因寒邪凝涩，或因饮食不节，或因湿热邪客，诸多不慎，致使体内气滞、血瘀、痰湿、湿热等病理产物阻滞气机，气血不畅，久之积结形成癥瘕。

总之，癥瘕的病机特点是，正虚为本，邪实为标，虚实夹杂，标本并存。癥瘕常见的证型以气滞、血瘀、痰湿为主。

（三）辨证论治

1. 辨证要点

癥瘕为下腹部积块，或胀，或痛，或影响经、带、胎、产而出现经水过多或过少，或经闭，或崩漏，或带下，或坠胎小产，或不孕等。癥瘕的辨证要点是，根据癥瘕积块的活动度、软硬度，疼痛的性质，病程的长短，患者的喜恶，体质的强弱，以辨别气病、血病，新病、久病，偏寒、偏热，偏虚、偏实。

（1）辨气血：

积块不动，痛有定处，痛无休止，刺痛拒按，为病在血分；积块推移，痛无定处，时痛时止，柔软胀痛，为病在气分。

（2）辨症状：

情志不遂善太息，胸胁不快脉弦急，多属气滞；

肌肤甲错面瘀暗，脉象涩滞舌紫斑，多属血瘀；

形体肥胖胸脘胀，带多苔腻脉滑象，多属痰湿。

（3）辨寒热虚实：

口渴多饮饮喜凉，烦躁尿黄大便干，多属热；

不渴少饮喜热啖，无烦尿清大便溏，多属寒；

时胀时痛痛喜按，病久声怯禀不壮，多属虚；

常胀常痛痛拒按，禀强声高病程短，多属实。

（4）辨预后：

癥瘕柔软活动好，包长缓慢预后良；

癥硬如岩长速快，带多出血恶臭凶。

进行必要的仪器检查以明确病变部位、性质，做到早诊断、早治疗。

2. 论治要点

癥瘕首当辨气滞、血瘀、痰湿。病在气分，以气滞为主，血瘀为次，治以行气导滞为主，佐以活血散结；病在血分，以血瘀为主，气滞为次，治以破瘀散结为主，佐以理气行滞；病属痰湿，以脾虚、湿聚、痰结为主，以气滞血瘀为次，治以理气化痰为主，佐以行气化瘀散结。当然还应进一步辨寒热虚实，寒者温之，热者清之，虚者补之，实者消之。

秦老告诫我们，千万不能忽视中医治诸积的大法。《妇科心法要诀》说："形虚病盛先扶正，形证俱实去病急；大积大聚衰其半，须知养正积自除。"意思是，若气血虚弱不任攻伐，病势虽盛，当先扶正气，后治其病；若形证俱实，宜先攻其病。《素问·六元正纪大论》说："大积大聚，其可犯也，衰其大半而止，过者死。"告诫我们，治疗癥瘕勿猛攻峻伐，以不损伤正气为度。

3. 常见证治

（1）气滞：

主症：下腹胀满积不硬，时聚时散推可动；
　　　或上或下痛无定，脉象沉滑苔薄润。

治法：行气导滞为主，佐以活血消积。

方药：《济生方》大七气汤（京三棱、莪术、青皮、陈皮、藿香叶、桔梗、肉桂、益智仁、甘草）加川芎、香附、元胡。

（2）血瘀：

主症：下腹结癥坚硬痛，不移拒按肤不润；
　　　经水紫黯夹瘀块，舌暗瘀斑脉涩沉。

治法：活血散结、行气破瘀。

方药：桂枝茯苓丸加归尾、夏枯草、鳖甲、甲珠、三棱、莪术、黄药子。

（3）痰湿：

主症：素体肥胖块时痛，胸脘痞闷恶呕并；
　　　带多黏稠经不顺，舌胖苔腻脉滑沉。

治法：理气化痰为主，佐以散结消癥。

方药：《万氏妇人科》开郁二陈汤（陈皮、半夏、茯苓、甘草、香附、青皮、木香、槟榔、川芎、苍术、莪术、生姜）。

脾虚显著者，加党参、白术；湿气显著者，加泽泻、土茯苓；痰饮显著者，加胆南星、菖蒲；气滞显著者，加枳壳、郁金；经水闭者，加土元、苏木。

4. 知常达变

若因痰饮、食积所伤，久而气血结聚，形成癥瘕，症见脘腹痞胀，嗳腐吞酸，或泛呕恶心，大便秘结，或便溏不爽，舌苔厚腻，脉弦滑者，治宜理气和血、健脾消食、渗湿化痰，方选《济阴纲目》开郁正元散（白术、茯苓、青皮、陈皮、神曲、麦芽、元胡、香附、砂仁、蛤粉、山楂、桔梗、甘草各等分，共研细末）。每服 10 克，日服 3 次，久服效佳。

若癥瘕兼湿热，症见带下多、色黄、黏浊、臭秽，或如脓样，腹痛烦热，尿黄、便结，舌红，苔黄，脉滑数者，治宜破积消癥、清热利湿，方选大黄牡丹皮汤（大黄 6～10 克、牡丹皮 10～15 克、桃仁 10 克、冬瓜仁 30 克、芒硝 4～6 克）加红藤 40 克、败酱草 40 克、薏苡仁 30 克、苍术 15 克、黄柏 15克。水煎服，每日 1 剂，分 3 次服。

若血癥日久，邪实正不甚虚，症见癥积较稳定，肌肤甲错，面色不荣，治宜缓缓消癥、祛瘀生新、渐渐扶正，方选大黄蟅虫丸，久服效佳。若见癥消大半，予逍遥丸、归脾丸，善后养正。

子宫肌瘤属中医学癥瘕范畴，是由于正气不足，脏腑失调，导致气滞血瘀、痰湿凝结而成，病机属虚实夹杂，症见肌瘤逐渐长大，质较硬，或出现月经赶前，经期延长，经量增多，或出现经闭不行，下腹疼痛。秦老在多年临床实践中，创制了两首治疗子宫肌瘤的经验方，分别取名为"肌瘤安宫止血方""化癥消瘤散"，并分别在经期、经后使用。经期（出血期）治疗以补气养血、固护冲任为主，佐以化瘀消癥，方选肌瘤安宫止血方。肌瘤安宫止血方的药物组成：党参15克、元参15克、丹参15克、炒白术15克、枳壳12克、五灵脂（包）10克、蒲黄（包）10克、花蕊石15克、紫石英20克、煅龙骨30克、煅牡蛎20克、益母草15～30克、贯众炭15克、茜草炭15克、海螵蛸15克、三七粉（冲）3～6克。水煎服，1日1剂，分3次服。经后（出血止）治疗以破瘀消癥、软坚化积为主，佐以扶正，方选化癥消瘤散。化癥消瘤散的药物组成：元参40克、生牡蛎40克、夏枯草（另熬膏）300克、浙贝母40克、三棱30克、莪术40克、桃仁30克、石见穿40克、黄药子30克、香附40克、赤芍40克、海藻40克、白术40克、枳实30克。夏枯草另煎2次，每次煎30分钟，取汁熬为流膏状，余药共研为细粉末，膏散混合，烘干为散。1日服3次，每次服5克。秦老经多年临床观察发现，使用以上方法治疗后，3～5厘米的子宫肌瘤，十之五六能不同程度缩小，十之一二可全消，十之二三可控制不长。对于5厘米以上的子宫肌瘤，秦老首先建议患者手术治疗，对部分不愿手术治疗的患者，行中医药治疗也有一定效果。

对于瘤体质硬，推之不移，触之出血，带多恶臭夹血的宫颈、子宫内膜、卵巢方面的恶性肿瘤，秦老总是建议患者采取手术等西医综合治疗。对部分不适宜手术治疗或不接受手术治疗的患者，以及只行放疗、化疗或不接受放疗、化疗的患者，采取中医药治疗，可起到减轻痛苦、延长寿命的疗效。中医药治疗恶性肿瘤，以益气养阴扶正为主，以解毒消瘤祛邪佐之。秦老将治疗恶性肿瘤的经验方取名为"扶正抑瘤汤"。扶正抑瘤汤的药物组成：黄芪15克、人参10克、白术12克、麦冬15克、牡丹皮12克、赤芍12克、白芍12克、三棱6克、莪术10克、蒲公英30克、白花蛇舌草60克、枳实10克、元参15克。秦老在临床中发现，采用中医药治疗恶性肿瘤具有增强体质，减轻痛苦，升高白细胞，减轻放疗、化疗副反应的作用。

值得注意的是，应用扶正补益药和活血化瘀药治疗恶性肿瘤，存在正反两方面的作用。用之合理能扶正祛邪、化积消坚，滥用、过用则有促进肿瘤扩散、转移之弊。临证用药只有方证对应，精准配方，把握分寸，才能恰到好处。

卵巢囊肿，症见囊肿逐渐增大，质地柔软，推之可移者，秦老治以健脾行气、消积化浊。秦老的经验方名为"囊肿分消方"（白术15克、苍术15克、茯苓20克、泽泻20克、三棱8克、莪术12克、枳壳15克、苏木10克、泽兰叶15克、益母草20克、王不留行60克、皂角刺15克、红藤30克、败酱草30克、海藻10克、豨莶草15克、桂枝15克、赤芍15克、鸡内金15克）。本方为汤剂量，根据患者体质、病情可1日1剂，或3日2剂，或2日1剂。亦可倍量为散剂服，一般为1日服2次，每次服10克。实践证明，散剂疗效较好，坚持服1~3个月多可获较好疗效。

上述各种癥瘕，寒凝明显者，加吴茱萸、肉桂、小茴香、炮姜等温经散寒；疼痛明显者，加元胡、乳香、没药、川乌等行气活血止痛。

（四）验案举例

案 1

冯某某，女，40 岁，山西省忻州市人。

初诊：2017 年 3 月 3 日。患者已生育 2 子。既往月经大致正常，近 3 个月 20 ~ 25 日 1 行，经期长达 10 ~ 15 日，甚至延及下次月经。经色黯红夹块，或鲜红量多，伴小腹微痛。患者曾在忻州、太原、北京等地多次就医，均诊断为"子宫肌瘤"（大小约 6.0 厘米 × 5.8 厘米，肌瘤向宫腔内突出，挤压子宫内膜），医生建议手术治疗。因顾虑手术不愿切除子宫，故来我处就诊。患者月经于 2017 年 2 月 5 日来潮至今，经量多，不净，经色黯红夹块，有时鲜红。小腹微痛，贫血面容，纳食尚可。舌淡暗，苔薄白，脉虚涩数。实验室检查显示：血红蛋白 68 克/升。

诊断：癥瘕（子宫肌瘤）。

辨证：脏腑失调，气滞血瘀，瘀久成积。

治法：（出血期）补气养血、固护冲任为主，佐以化瘀消癥。

方药：肌瘤安宫止血方加减。

处方：人参 15 克、元参 15 克、丹参 15 克、白术 12 克、枳壳 15 克、煅龙骨 30 克、煅牡蛎 30 克、益母草 15 克、花蕊石 15 克、贯众炭 12 克、三七粉（冲）3 克、茜草炭 10 克、紫石英 20 克、阿胶珠 10 克、海螵蛸 20 克。7 剂，1 日 1 剂，水煎，分 3 次服。

二诊：2017 年 3 月 12 日。患者服药 5 剂后出血止，精神、气色略有改善。（止血后）破瘀消癥、软坚化积，佐以扶正，方选化癥消瘤散加减：元参 40 克、生牡蛎 40 克、夏枯草（另熬膏）300 克、浙贝母 40 克、三棱 30 克、莪术 40 克、桃仁 30 克、石见穿 40 克、黄药子 20 克、香附 40 克、赤芍 40 克、海藻 40 克、白术 40 克，1 料。夏枯草水煎 2 次，每次 30 分钟，合汁熬为流膏状，其余药共研为细粉末，膏散混合，烘干为散。1 日服 3 次，每次服 5 克，月经期停服。

以上治疗方案为 1 个疗程，患者治疗 3 个疗程后，月经正行 2 次，末次月经 2017 年 6 月 5 ~ 11 日，诸症消失。患者于 2017 年 6 月 20 日赴北京协和医院复诊，经查，子宫肌瘤消失。

案 2

张某某，女，40 岁，山西省忻州市人。

初诊：2022 年 3 月 30 日。患者已生育 2 子。患者月经大致正常，半年前体检发现右侧卵巢囊肿（4.0 厘米×3.3 厘米）。3 日前，患者复查发现，右侧卵巢囊肿增大为 7.0 厘米×3.6 厘米。患者右少腹微胀不适，带下偏多，色白黄相兼。舌体偏大，苔白滑。末次月经 2 月 20 ~ 26 日。

诊断：癥瘕（卵巢囊肿）。

辨证：脾虚气滞，痰瘀互阻。

治法：健脾行气、消积化浊。

方药：囊肿分消方加减。

处方：白术 30 克、苍术 30 克、茯苓 30 克、泽泻 30 克、三棱 20 克、莪术 30 克、枳壳 30 克、苏木 20 克、泽兰叶 20 克、益母草 30 克、王不留行 100 克、皂角刺 30 克、红藤 50 克、败酱草 50 克、海藻 30 克、豨莶草 30 克、桂枝 30 克、赤芍 30 克、鸡内金 30 克、路路通 30 克。1 料，诸药共研细末，分 60 日服，每日服 2 次，月经期停服。

二诊：2022 年 6 月 18 日。患者散药尽服，无明显不适。末次月经 2022 年 5 月 22～28 日。B 超显示：右侧卵巢囊肿缩小为 4.0 厘米×3.0 厘米。效不更方，上方再服 1 料，服法同前。

三诊：2022 年 9 月 16 日。B 超显示：右侧卵巢囊肿 3.0 厘米×1.2 厘米。纳食欠佳，舌体偏大，苔白润，脉弦滑。此乃脾虚湿滞。遵照《内经》"大积大聚……衰其大半而止"治疗原则，处以当归芍药散加王不留行 20 克、鸡内金 10 克，10 剂善后。1 个月后，患者前来告知，诸症消失。B 超显示：子宫附件未见异常。

三、脏躁

（一）概说

女性有精神忧郁，哀泣悲伤，哭笑无常，频频呵欠，或情志异常，烦躁易怒，或郁郁寡欢，思虑过度，或心悸神疲，失眠梦扰等表现的病证，称为"脏躁"。

脏躁类似今天之癔病。《金匮要略》所说的"妇人脏躁，喜悲伤欲哭，像如神灵所作，数欠伸，甘麦大枣汤主之"，为脏躁的辨证论治开了先河，并践行了《内经》"肝苦急，急食甘以缓之"的经旨。

（二）病因病机

脏躁多由七情刺激，情志内伤，阴血亏损，气机逆乱所致，属内伤虚证。病变主导于心，涉及五脏，治要在肝。《灵枢·卫气》认为，"肺藏气，气舍魄""肝藏血，血舍魂""脾藏营，营舍意""肾藏精，精舍志"。脏躁为病，忧愁思虑，损伤心脾，以致精血化源不足；忿怒惊恐，损伤肝肾，以致精血耗损；悲哭哀苦，损伤肺金，以致津不四布。总之，脏躁首先是损伤精血，阴精亏损，阴阳失调，五脏不能舍藏，而致神志异常；其次是肝气郁结，脾虚生痰，痰气郁阻，以及阴虚阳亢，浮火妄动，上扰心神，而致神志失常。另外，在心为笑，在肺为哭，故哭笑无常；在肾则欠，故频频欠伸；在肝为怒，故烦躁易怒；在脾为思，故多思善虑。

（三）辨证论治

1. 辨证要点

脏躁的辨证要点为情志异常。脏躁常见的证型有心神失养、阴虚阳亢、痰气郁阻。

2. 论治要点

秦老根据诸家学说及多年临床经验，在诊治脏躁时，强调"五脏平则心神宁"。脏躁的论治要点在于滋肝肾精血。精血足则肝体柔，肝体柔则肝用疏，肝用疏则心神宁，心神宁则脏躁平。一般来说，遣方用药应选柔润甘缓之品，慎用辛燥苦涩之品，以免耗伤阴精。

3. 常见证治

（1）心神失养：

主症：神情恍惚无端笑，频频欠伸志淡漠；

心悸烦乱睡不安，舌淡苔少脉细弱。

治法：柔肝缓急、养心安神。

方药：甘麦大枣汤加酸枣仁、百合、柏子仁、麦冬、五味子。

（2）阴虚阳亢：

主症：彻夜不眠烦易怒，甚则狂怒亲不识；

便秘尿赤舌红绛，脉弦而数苔黄薄。

治法：益阴潜阳、泻火清心。

方药：知柏地黄丸加龙胆草、栀子、生地、柴胡、龙齿、菖蒲、代赭石、生白芍。

（3）痰气郁阻：

主症：神情抑郁忧郁悲，喉逆痰梗梅核气；

恶心嘈杂胸脘痞，脉象弦滑苔白腻。

治法：疏肝解郁、化痰宁心。

方药：《和剂局方》四七汤（半夏、茯苓、紫苏叶、厚朴）加佛手、香附、青皮、竹茹、龙齿。

4. 知常达变

秦老在甘麦大枣汤柔肝缓急的基础上，加顾护五脏之品，创制了自己的经验方，取名为"脏躁汤"。脏躁汤的药物组成：甘草20克、小麦50克、大枣10枚、酸枣仁20克、百合30克、沙参15克、五味子12克、白芍15克、柴胡15克、山药 15 克、莲肉 15 克、山萸肉 30 克、桑葚 15 克。方中甘麦大枣汤味甘和肝缓急；酸枣仁、五味子宁心安神；百合、沙参补肺润肺；白芍、柴胡柔肝疏肝；莲肉、山药健脾和中；山萸肉、桑葚补肾益精。全方柔肝缓急为主，调养五脏为辅，以达五脏调和、心神安宁之目的。阴虚阳亢显著者，加生龙牡、珍珠母；痰阻显著者，加胆南星、菖蒲；肝胆郁火显著者，加栀子、黄芩。

（四）验案举例

左某某，女，42 岁，山西省五台县人。

初诊：2007 年 7 月 8 日。患者第 2 胎产后 6 月余。患者母乳不足，产时出血较多，恶露淋漓 3 月余。近 2 月患者情志不遂，反复出现神情恍惚，甚则哭笑无常，呵欠频频，心悸烦乱，夜眠不安，时有烘热面赤。患者在某精神病医院就诊时医生给予口服西药治疗，疗效欠佳。患者神情恍惚，哭笑无常。舌淡，苔少，脉细弱。

诊断：脏躁。

辨证：阴血亏损，心神失常，气机逆乱。

治法：柔肝缓急、调养五脏。

方药：自拟脏躁汤加减。

处方：甘草 20 克、小麦 50 克、大枣 10 枚、炒枣仁 20 克、百合 30 克、沙参 15 克、五味子 10 克、白芍 15 克、柴胡 15 克、山药 15 克、莲肉 15 克、山萸肉 30 克、桑葚 15 克。7 剂，1 日 1 剂，水煎，分 3 次服。

二诊：2007 年 7 月 16 日。患者服药尽剂，心情较前舒快，表情较自然，上述症状发作次数减少，程度减轻，间有烘热面赤。上方加生龙骨、生牡蛎各 30 克，珍珠母 20 克。10 剂，3 日 2 剂，水煎服。

三诊：2007 年 8 月 16 日。患者上症未大作，间有心烦、心悸，睡眠不佳，舌淡红，苔薄黄。改服加味连胶龙牡汤：黄连 5 克、阿胶（烊化）6 克、生龙骨 20 克、生牡蛎 20 克、生白芍 15 克、柴胡 12 克、陈皮 10 克、枳壳 10 克、炒枣仁 15 克、远志 10 克、夜交藤 20 克、百合 20 克、莲肉 20 克、山萸肉 15 克、桑葚 15 克。5 剂，每日 1 剂，水煎，分 3 次服。

四诊：2007 年 8 月 23 日。患者睡眠改善，诸症平息。逍遥丸、归脾丸善后。

四、盆腔炎

（一）概说

女性内生殖器（子宫、输卵管、卵巢）及盆腔腹膜、子宫周围结缔组织的炎症，称为"盆腔炎"。盆腔炎较常见的有输卵管炎、输卵管卵巢炎、子宫内膜炎、输卵管卵巢脓肿、盆腔腹膜炎等。炎症可局限于 1 个部位，也可几个部位同时发病。根据病程长短、临床表现可分为急性盆腔炎和慢性盆腔炎。急性盆腔炎可引起弥漫性腹膜炎，甚至败血症，以致感染休克，严重者可危及生命。急性盆腔炎若在急性期未能及时彻底治愈，则往往转化为慢性盆腔炎。

中医无此病名，根据临床表现，盆腔炎属于中医学女性腹痛、癥瘕、带下、热入血室、痛经、月经不调、不孕等范畴。盆腔炎性疾病的临床表现虽不尽相同，但中医的病因病机和辨证论治可一并探讨，这也体现了中医学"异病同治"的思想。

（二）病因病机

急性盆腔炎多由经期、产后、流产后血室正开，正气不足，或因宫腔手术操作不当，或因摄生不慎，寒热湿毒乘虚入侵胞宫、胞脉，使外邪与气血相搏，气血凝滞而为病。

慢性盆腔炎多由急性盆腔炎未能及时、彻底治愈，或因体质较差，或因摄生不慎，或因七情所伤等诸多因素，致使正气不足，病邪久留，邪正相干，使病情迁延不愈。

《妇人大全良方》说："夫妇人小腹疼痛者，此由胞络之间夙有风冷，搏于血气，停结小腹，因风虚发动与血相击，故痛也。""夫妇人腹中瘀血者，由月经否涩不通，或产后余秽未尽，因而乘风取凉，为风冷所乘，血得冷则成瘀血也。血瘀在内则时时体热面黄，瘀久不消则变成积聚癥瘕也。"《傅青主女科》说："夫带下俱是湿症……况加之以脾气之虚，肝气之郁，湿气之侵，热气之逼，安得不成带下之病哉！"

急性盆腔炎，虽起病急、病情重，但只要辨证准确，治疗及时，一般见效快，易治愈。慢性盆腔炎，病久迁延，损耗气血，或损伤肝脾肾，或邪从热化，或邪从寒化，阻滞气血，郁久日甚，"久病入络""久病多瘀""久病多虚""郁久化热"，故慢性盆腔炎以热、虚、瘀多见，疗程较长，有时常内服、灌肠、外敷多法并用方能取效。

（三）辨证论治

1. 急性盆腔炎

主症：下腹痛剧热烦渴，带下黄臭量增多；

　　　甚者高热恶寒战，便秘尿赤脉滑数。

治法：清热解毒、除湿化瘀、止痛。

方药：大黄牡丹皮汤加减。大黄（后下）10～15克、牡丹皮10～15克、桃仁12克、冬瓜仁20～30克、芒硝（冲服）4～6克。

若高热烦渴甚者，此热毒炽盛，加柴胡15克、黄芩15克、金银花20克、连翘20克、败酱草40克、红藤40克。

若高热烦躁，舌质红绛，舌苔黄燥者，此气营两燔，加金银花30克、生地30克、元参15克、水牛角15克，以气营两清、透热转气。

腹痛坠胀甚，带下异味明显者，此湿热瘀阻，可选《医林改错》解毒活血汤（连翘、柴胡、葛根、枳壳、当归、赤芍、生地、红花、桃仁、甘草）合《成方便读》四妙散（苍术、黄柏、川牛膝、薏仁）。有包块者，加三棱、莪术、土元、水蛭；腹痛甚者，加川楝子、元胡、没药、乳香。

2. 慢性盆腔炎

主症：病久反复腰腹痛，或胀或坠劳加重；

　　　或痛拒按反跳痛，或带量多碍经孕。

治法：疏肝解郁、行气活血、清热除湿。

方药：四逆散（柴胡、白芍、枳实、甘草）加赤芍、香附、川楝子、苍术、元胡、杜仲、川断、黄柏、红藤、败酱草、橘核、荔枝核。

"久病多虚",体弱气衰者,加党参、白术、黄芪,以益气扶正。

"久病多瘀",下腹部刺痛、舌有瘀斑或瘀点、脉沉涩者,加三棱、莪术、土元、水蛭,以活血化瘀。

"久病入络",出现粘连或增生、下腹有包块者,选桂枝茯苓丸化裁。

阳虚寒化,畏冷、脉沉迟者,加附子、炮姜、肉桂,以温阳散寒。

以上是秦老根据临床实践总结出的个人经验,治愈者甚多。他认为,急性盆腔炎应及时对症治疗,一般 3~5 日即可患者体温下降,症状趋于平稳;随后治疗应以行气散结、活血化瘀为主,佐以清热除湿,务使急性炎症尽早治愈,以免转为慢性盆腔炎。慢性盆腔炎,多因失治、误治,或因患者治不及时,或中断治疗,或因摄生不慎,迁延日久,而成肝气郁滞、湿热壅结、寒湿凝聚、气虚络阻、肝肾亏虚。慢性盆腔炎病变局部多为水肿、充血或粘连增生,甚者局部出现瘢痕包块。对单纯口服中药疗效较差者,必须配合中药保留灌肠及药渣局部热敷,多法并用,以达邪祛正复、气通血畅的目的。临证还应嘱咐患者在症状消失后,再坚持治疗一段时间,以巩固疗效。

(四)验案举例

案 1

王某某,女,32 岁,山西省定襄县人。

初诊:2009 年 3 月 10 日。患者生育 1 子。患者月经大致正常，末次月经 2009 年 2 月 28 日至 3 月 3 日。4 天前患者突发下腹疼痛，伴恶寒发热。实验室检查显示：白细胞 15.6×10^9/升。患者已输抗生素治疗 3 天，疼痛未见明显减轻，遂来我处求诊。患者下腹疼痛剧，压痛（＋），反跳痛（＋），带下多黄稠，异味重，体温 38.9℃，伴恶寒发热，严重时寒战，恶心，口苦，大便 3 日未解，面赤热。舌质红，苔黄厚腻，脉弦滑数。B 超显示：盆腔积液 1.8 厘米。

诊断：急性盆腔炎

辨证：湿热邪毒入侵胞宫

治法：清热解毒、除湿化瘀。

方药：大黄牡丹皮汤加味

处方：大黄（后下）15 克、牡丹皮 15 克、赤芍 15 克、桃仁 12 克、冬瓜仁 30 克、芒硝（冲服）6 克、柴胡 15 克、黄芩 15 克、金银花 20 克、红藤 40 克、败酱草 40 克、苍术 15 克、黄柏 15 克、元胡 10 克、川楝子 10 克。5 剂。每日 1 剂，水煎，分 3 次温服。

二诊：2009 年 3 月 16 日。患者服药尽剂，疼痛显轻，体温 36.8℃，恶寒发热消失，大便每日 2 ～ 3 次，呈稀便，黄腻苔减少。处方：柴胡 15 克、黄芩 12 克、半夏 10 克，太子参 12 克、甘草 6 克、生姜 3 片、大枣 3 枚、红藤 30 克、败酱草 30 克、桃仁 10 克、苍术 15 克、黄柏 15 克、香附 10 克、枳实 12 克、炒白芍 15 克、乌梅 6 克。7 剂，水煎服，服法改为 3 日 2 剂（1 剂煎 3 袋，每袋 150 毫升，1 日服 2 袋）。

三诊：2009 年 3 月 28 日。患者今行经第 4 日，诸症基本消失，舌淡红，苔薄白，脉滑弱。B超显示：子宫附件未见异常。实验室检查显示：血常规未见异常。上方去桃仁、枳实、白芍，加生山药30克、黄精15克、陈皮6克。10剂，3日2剂，以善其后。

案2

巩某某，女，46岁，山西省宁武县人。

初诊：2009年2月20日。患者生育3子。月经大致正常，末次月经2009年1月25～29日。患者反复小腹隐痛且有下坠感，腰困5年余，经多方医治未能尽愈。患者小腹隐痛，劳累后加重，小腹部压痛（＋），反跳痛（±），白带偏多，色白黄，经前乳房胀痛，善太息。舌淡暗，苔薄白，脉沉弦涩。B超显示：盆腔炎，子宫肌瘤1.5厘米×1.0厘米。

诊断：慢性盆腔炎。

辨证：肝郁脾虚，气滞血瘀。

治法：疏肝健脾、行气活血，少佐清热除湿。

方药：四逆散合当归芍药散加味。

处方：柴胡12克、炒白芍12克、枳实12克、炙甘草12克、当归12克、川芎6克、白术12克、茯苓12克、泽泻10克、赤芍15克、香附12克、苍术15克、黄柏10克、焦杜仲12克、川断15克、红藤30克、败酱草30克、三棱6克、莪术6克、黄芪15克。10剂，1日1剂，水煎，分3份，早、午各服1份，夜晚睡前保留灌肠1次。

二诊：2009年3月5日。患者服药尽剂，疼痛减少。效不更方，上方10剂，内服、灌肠同前。

三诊：2009 年 3 月 17 日。患者近 5 日小腹未再疼痛，带下变白、量少，偶尔劳累或持重后还会小腹不适，精神增，心情舒畅。处方：当归 12 克、川芎 6 克、炒白芍 12 克、白术 12 克、茯苓 12 克、泽泻 6 克、黄芪 20 克、桂枝 10 克、牡丹皮 10 克、赤芍 12 克、桃仁 6 克、香附 10 克、三棱 3 克、莪术 5 克、吴茱萸 3 克。10 剂，3 日 2 剂，水煎服。

四诊：2009 年 4 月 10 日。诸症消失。B 超显示：子宫附件未见异常。桂枝茯苓丸，每日早晚各服 1 丸，坚持服用 1 月。以丸缓治，巩固疗效。嘱患者暂禁房事，慎劳累，忌发物。

五、子宫内膜异位症

（一）概说

子宫内膜异位症，是指有活性的内膜细胞，通过输卵管流入盆腔，种植在子宫内膜以外的位置而形成的一种女性常见的妇科疾病。子宫内膜异植部位多见于输卵管、卵巢、子宫直肠窝、宫骶韧带部位，异植于腹腔、四肢等部位者较少见。

子宫内膜异位症多发于生育年龄，青春期一般不会发生，经绝后病灶逐渐萎缩退化。

子宫内膜异位症的主要症状为周期性出血、周围组织纤维化形成的异位结节、痛经（呈绞痛或肛门坠痛）、月经异常、不孕等。

中医学无子宫内膜异位症病名。根据临床表现，子宫内膜异位症类似中医学中之"痛经""癥瘕""不孕""月经过多""经期延长"等疾病。

（二）病因病机

子宫内膜异位症多发生在经期或产后（包括流产后）。经期或产后（包括流产后）血室空虚，正气不足，离经之血寒凝血瘀，或气滞血瘀，或湿热血瘀，或气虚血瘀。病机虽多种，但以血瘀为核心，临床以气滞血瘀、寒凝血瘀、湿热血瘀多见。外寒入侵可致寒凝血瘀；七情所伤可致气滞血瘀；湿热邪毒入侵可致热灼血瘀；气虚，血运无力可致气虚血瘀；素体阳虚，阳虚则内寒，阴寒凝滞可致血瘀。

总之，多种病因皆可致血滞、血凝，凝滞则不通，不通则痛。离经之血凝滞，新血不能及时循经则经水过多、经期过长。

（三）辨证论治

1. 辨证要点

由于子宫内膜异植的部位不同，临床症状不尽相同，但以痛经为突出症状。痛经的特征为经前、经期小腹、腰骶剧烈疼痛，疼痛拒按，痛甚可伴恶心、呕吐、面色苍白、四肢厥冷，甚则昏厥。

子宫内膜异位症的痛经呈周期性发作，发于经前数日或行经早期，此时血海充盈，气血瘀滞则经行不畅，不通则痛，血块随经行排出，块下痛减；经后血室空虚，气血相对平和则安然无痛。如此反复，经年不愈，久病多虚，气血渐伤，故子宫内膜异位症以实证为主，虚实并见者多见。

子宫内膜异位症的其他常见症状还有腹中癥块、经血夹块、不孕、月经不调等。

2. 论治要点

子宫内膜异位症以实证为主，治法主要为活血化瘀、消癥散结。在此基础上，若属寒凝而血瘀者，宜加温经散寒之品；若属气滞而血瘀者，宜加疏肝理气之品；若属热灼而血瘀者，宜加清热凉血之品；若属气虚而血瘀者，宜加健脾益气之品；若属阳虚而血瘀者，宜加温阳暖宫之品。

3. 知常达变

秦老认为，治疗子宫内膜异位症应将活血化瘀、消癥散结贯穿始终，既要按照经前、经后的实际情况选择药物，又要按照虚实、寒热辨证用药。瘀阻甚者，选琥珀散，经前服用；寒瘀甚者，选少腹逐瘀汤，经期服用；缓解期，选消瘰丸加海藻、昆布、鸡内金；粘连包块者，选桂枝茯苓丸加三棱、莪术；气血虚者，选圣愈汤，以扶正补虚；肾气虚者，加仙茅、仙灵脾、鹿角霜、菟丝子；湿热显著者，加红藤、败酱草、蒲公英等。

秦老在多年临床实践中，创制了两首经验方，名为"内异缓治方"和"内异急治方"，前者于经后服 15 日，后者于经前 5 日及经期 1 ~ 4 日服。

（1）内异缓治方：夏枯草 100 克、生牡蛎 50 克、象贝母 30 克、丹参 30 克、昆布 50 克、鸡内金 30 克、三棱 30 克、莪术 30 克、山楂 30 克、水蛭 20 克、三七 20 克、肉桂 15 克、鹿角霜 30 克、淫羊藿 30 克。方中夏枯草、昆布、淫羊藿，水煎

2 次，每次 30 分钟，去渣，合汁，浓缩为流膏状，余药共研为细末，然后将膏和散混合，烘干再为散。每日服 2 次，每次服 6 克，经后连服 15 日，3 个月为 1 个疗程，临证加减化裁。

（2）内异急治方：五灵脂（包）15 克、蒲黄（包）15 克、三棱 8 克、莪术 15 克、赤芍 15 克、香附 15 克、乳香 3 克、没药 3 克、郁金 15 克、血竭（冲）3 克、九香虫 8 克、山楂 15 克、青皮 10 克。水煎服，经前 5 日，每日 1 剂，分 3 次服；经期 1~4 日，2 日 1 剂，分 4 次服，每日服 2 次。本方连服 3 个月为 1 个疗程。随症加减：疼痛甚者，加川乌（先煎 30~40 分）6~10 克、元胡 10~15 克；恶寒甚者加附子（先煎 30 分钟）10~20 克、干姜 6~10 克、炙甘草 10~20 克；恶心呕吐者，加吴茱萸 6~10 克、半夏 10~15 克；痰湿显著者，加苍术 10~15 克、胆南星 10 克；气虚显著者，加人参 6~10 克、黄芪 15~30 克；血虚显著者，加当归 10~15 克、阿胶 6~10 克。

（四）验案举例

金某某，女，45 岁，山西省忻州市人。

初诊：1995 年 5 月 6 日。月经多后期，经期 8~10 日，经量偏多，经色暗夹块，每至经前三四日、经期 1~4 日少腹剧痛、冷胀，伴肛坠，需口服止痛药，经后若平人。是症 5 年多。B 超显示：子宫内膜异位症、子宫腺肌病。末次月经 1995 年 4 月 1~10 日。舌淡暗，苔薄白滑，脉沉涩。

诊断：子宫内膜异位症（继发痛经、癥瘕）。

辨证：寒凝血瘀。

治法：温经散寒、破瘀消癥。

方药：内异急治方加减。

处方：五灵脂（包）15 克、蒲黄（包）15 克、三棱 9 克、莪术 15 克、乳香 3 克、没药 5 克、赤芍 15 克、香附 15 克、郁金 15 克、九香虫 8 克、血竭（冲）3 克、山楂 15 克、青皮 10 克、鹿角霜 10 克。7 剂，经前 5 日，每日 1 剂，经期 1～4 日，2 日 1 剂，水煎服。

二诊：1995 年 5 月 22 日。患者末次月经 5 月 12～19 日，痛经较以往轻，经量中等，瘀块减少。内异缓治方加减：夏枯草 60 克、生牡蛎（另包）30 克、浙贝母 15 克、丹参 20 克、昆布（另包）30 克、鸡内金 20 克、三棱 15 克、莪术 20 克、山楂 20 克、水蛭 10 克、三七 10 克、肉桂 10 克、鹿角霜 15 克、淫羊藿（另包）20 克。1 料。服法：夏枯草、昆布、淫羊藿水煎 2 次，每次煎 30 分钟，去渣合汁，再浓煎为流膏状，余药共研为细粉末，然后将膏散混合，烘干为散。每日服 2 次，分 15 日服完。

三诊：1995 年 6 月 15 日。患者末次月经今日至，痛经轻微，可坚持工作，遵上述治疗方案连续治疗 3 个月经周期，即经前、经期服内异急治方 7 剂，经后服内异缓治方 15 日。

四诊：1995 年 9 月 30 日。患者末次月经 1995 年 9 月 22～27 日，痛经未作，经量偏多，夹小瘀块。内异缓治方再服 3 个月经周期，每月经后服 15 日。

经上述治疗，患者临床痊愈。

六、多囊卵巢综合征

（一）概说

多囊卵巢综合征是育龄妇女常见的一种复杂的内分泌及代谢异常所致的疾病，以慢性无排卵（排卵功能紊乱或丧失）和高雄激素血症（妇女体内男性激素产生过剩）为特征，主要临床表现为月经周期不规律、不孕、肥胖、多毛及痤疮，是最常见的女性内分泌疾病，治疗较为棘手，近年来发病率有增高趋势。西医以内分泌治疗为主。目前试管婴儿有一定成功率，但放置后不着床或着床后停育流产者也常见。

中医无多囊卵巢综合征病名。根据临床表现，多囊卵巢综合征应属于中医学"闭经""不孕""月经过少""月经后期"等范畴。

（二）病因病机

多囊卵巢综合征多发的原因：由于生活环境改变导致某些青少年（包括中年）生活不规律，起居无常，或多愁善感，七情郁结，或饮食不节，嗜食辛辣厚味，或形寒饮冷，贪凉无度，或工作、学习、家庭压力过大，或房事不节，肾精耗竭，或先天不足，肾轴受损。以上诸因，致使肝、脾、肾失司。脾伤则运化失职，气血化源不足，或水湿不运，痰湿内盛；肾伤则阴阳受损，精血不足，肾轴失养；肝伤则藏血失司，调节疏泄失常。肝、脾、肾之间不能互生互用，从而影响冲任、天癸、胞宫，致月经蓄溢无常，血海不能满溢，胞宫不能受孕。

总之，多囊卵巢综合征有虚有实，或虚实兼有。虚者，或肝肾亏虚，精血不足，或脾气虚弱，化源不足，冲任精血亏竭，而致月经稀少，或经闭不孕；实者，或肝郁气滞，气滞则血瘀，或脾虚失运水湿停聚，积水成饮，饮凝成痰，痰饮瘀血阻滞胞脉、胞宫，致月经稀少，或闭经不孕。

（三）辨证论治

1. 辨证要点

月经稀少、经闭、不孕、体胖、多毛为多囊卵巢综合征的诊断要点。多囊卵巢综合征有虚有实，虚者，肝血不足、脾虚失运、肾精亏虚；实者，气滞、血瘀、痰阻。临证虚实夹杂者多见。

2. 论治要点

多囊卵巢综合征的治疗为补虚、祛实、标本兼顾。虚者补之，勿忘肝、脾、肾。肝藏血，主疏泄，肾藏精，主生殖，精血同源，互生互用；脾为后天之本，为气血生化之源，肾为先天之本，为阴阳封藏之所，二者互济互根，先天生后天，后天养先天。肝、脾、肾三脏皆与冲任二脉关系密切，为冲任之源。然而主生殖、资天癸、司冲任、调月经根本上还是以肾为主导，故补肾在治疗多囊卵巢综合征中应首当其冲，调肝补脾辅之。实者泻之，主要指气、血、痰方面的实证。泻实就要疏肝理气。我们既要调节患者的情志，又要调节患者月经的蓄溢，这是月经巡时而至的关键，所以临床应以养肝、疏肝为主导，健脾、利湿、化痰饮及活血化瘀辅之。

多囊卵巢综合征的辨证论治可与本书经闭、不孕症、月经后期、月经过少等相关内容互参，本节不再赘述。

3. 知常达变

秦老根据多年临床经验创制了治疗多囊卵巢综合征的经验方——多囊标本方，为方便后学者学习，特编制歌诀如下：

多囊卵巢标本方，四物蓉碎菟石英；

泽兰益母与二苓，半夏苍术附莪成。

经断牛膝土元增，烦怒栀子与郁金；

粉刺连翘浙贝母，体胖荷楂泽泻军。

说明：多囊标本方中，四物补肝养血；肉苁蓉、骨碎补、菟丝子补肾填精；紫石英暖宫益血；泽兰、益母草活血调经；茯苓、土茯苓健脾化湿；半夏、苍术燥湿化痰；香附、莪术行气活血。经断者，加牛膝、土元以通经助排；粉刺多加连翘、浙贝母以清热解毒；体胖者加荷叶、山楂、泽泻、熟军，以消脂化浊减肥。临近排卵期可加王不留行、路路通，以通经促排。

多囊标本方煎服法：每剂先浸泡二三小时，水煎 3 次合汁，经期 2 日 1 剂，经后、经间、经前 3 日 2 剂。连续治疗 3 个月为 1 个疗程。

（四）验案举例

刘某，女，23 岁，山西省忻州市人。

初诊：2015 年 3 月 9 日。患者 15 岁月经初潮，多后期，甚至数月 1 行，经期 5~7 日，量少色黑。末次月经 2014 年 12 月 13~18 日。患者体胖多毛，面部粉刺，烦躁易怒。舌淡胖，有齿痕，苔白腻，脉滑略弦，重按力不足，两尺脉弱。B 超显示：双侧卵巢多囊样改变。实验室检查显示：睾酮增高，黄体生成素（LH）与卵泡刺激素（FSH）的比值 >3。

诊断：月经后期（多囊卵巢综合征）。

辨证：肾虚肝郁，痰湿阻滞。

治法：补肾疏肝、祛湿化痰。

方药：苍附导痰汤加味。

处方：苍术 20 克、香附 15 克、陈皮 12 克、半夏 15 克、茯苓 20 克、枳壳 15 克、炙甘草 6 克、菖蒲 20 克、胆南星 12 克、郁金 15 克、益母草 30 克、泽兰叶 15 克、菟丝子 30 克、淫羊藿 15 克、紫石英 30 克、黄精 15 克、肉苁蓉 15 克、柴胡 12 克。7 剂，3 日 2 剂，水煎服。

二诊：2015 年 3 月 21 日。患者经水仍未至，脉症同前。改以补肝肾、行气、活血、通络为法。当归 15 克、川芎 10 克、白芍 12 克、熟地 15 克、紫石英 30 克、菟丝子 20 克、淫羊藿 15 克、肉苁蓉 10 克、沙苑子 15 克、黄精 15 克、杜仲 12 克、茺蔚子 15 克、茯苓 20 克、川牛膝 15 克、王不留行 50 克、泽兰叶 15 克、石楠叶 10 克、益母草 20 克、丹参 20 克、香附 15 克、乌药 12 克。10 剂，3 日 2 剂，水煎服。

三诊：2015 年 4 月 14 日。患者于 2015 年 4 月 6～13 日行经，经量、经色正常。处上方 10 剂，服法改为 2 日 1 剂，水煎服。

四诊：2015 年 5 月 30 日。患者末次月经 5 月 7～10 日，经量较前少，行经第 1 日小腹痛可忍，面部粉刺明显增多。上方去泽兰叶、川牛膝，加蒲公英 30 克、连翘 15 克。10 剂，3

日 2 剂，水煎服。

五诊：2022 年 7 月 17 日。上诊后 7 年间患者月经基本正常，于今年 1 月结婚，婚后月经只行 1 次，3 月 10 ~ 15 日，且经量少，经色黯，并备孕至今未孕，体胖、多毛、腰困，下午小腹冷胀，四末不温，脉沉濡，两尺脉弱，舌淡胖，有齿痕，苔滑腻略厚，大便软，日 2 行，欲调经助孕。多囊卵巢标本方加减：当归 20 克、川芎 6 克、白芍 15 克、熟地 20 克、肉苁蓉 15 克、骨碎补 30 克、菟丝子 30 克、续断 15 克、紫石英 30 克、益母草 20 克、茯苓 30 克、半夏 15 克、苍术 15 克、香附 15 克、淫羊藿 15 克、吴茱萸 9 克。10 剂，3 日 2 剂，水煎服。

六诊：2022 年 8 月 6 日。上诊后患者于 7 月 20 ~ 25 日行经，经色、经量正常。上方去半夏、益母草，加海螵蛸 15 克、茜草 6 克、桑寄生 30 克。10 剂，3 日 2 剂，水煎服。

七诊：2022 年 10 月 11 日。患者末次月经 2022 年 8 月 20 ~ 25 日。2022 年 10 月 9 日，B 超显示：宫内早孕。实验室检查显示：人绒毛膜促性腺激素（HCG）4338.225。近 10 日患者小腹隐痛，腰微困，阴中下少量水样物，脉滑数。处以养血安胎、调补冲任之剂。当归 10 克、川芎 3 克、炒白芍 15 克、熟地 15 克、白术 12 克、黄芩 10 克、砂仁 5 克、菟丝子 30 克、焦杜仲 12 克、续断 15 克、桑寄生 30 克、苎麻根 10 克、阿胶（烊化）6 克、荷叶 20 克、黑芥穗 6 克、焦艾 10 克、黄芪 20 克、紫河车（装胶囊吞服）6 克。7 剂，3 日 2 剂，水煎服。

八诊：2022 年 10 月 23 日。患者诸症消失，脉象和滑。处方改为保产无忧散，每日服 2 次，每次 3 克，坚持服 3 个月。经查胎儿发育正常，后患者足月顺产。

七、阴挺

（一）概说

女性子宫或阴道壁脱垂，甚者部分或全部暴露于阴道口外的疾病，称为"阴挺"，又称"阴痔""阴脱"，今称"子宫脱垂""子宫下垂"。

阴挺多发于产后，或劳累持重，过度用力之后，以分娩经产，伤损胞络较为多见。早在宋代《妇人大全良方》就有"妇人阴挺下脱，或因胞络伤损，或因子脏虚冷，或因分娩用力所致"的记载。

阴挺因脱垂的程度不同，轻重有别。陈修园在《女科要旨》中说："阴挺证……甚者突出一二寸及三四寸，大如指，或大如拳，其形如蛇，如瓜，如香菌，如蛤蟆不一……"西医学根据脱垂的程度将子宫脱垂分为三度：Ⅰ度为子宫颈下垂到坐骨棘水平以下，但不超出阴道口；Ⅱ度为子宫颈连同子宫体部分露出阴道口；Ⅲ度为子宫颈及全部子宫体均露出阴道口外。中医可参照此标准辨别阴挺的轻重程度。

（二）病因病机

阴挺的病机可概括为以下 3 种：①分娩操作不慎，胞络损伤，胞失所系；②产后早劳，气虚下陷，提摄无力；③产后房损，肾气亏损，带脉失约，冲任不固。以上三者，互为因果，相互影响而为病。

（三）辨证论治

1. 辨证要点

阴挺的辨证主要是辨气虚、肾虚。气虚者，阴挺而神疲乏力，少气懒言，小腹空坠等；肾虚者，阴挺而腰腿酸软，小便频数，遗尿失禁等。若有虚中夹实者，缘于脱垂子宫长期外露，感染湿热邪毒，出现肿痛、溃烂、渗液等症，证属本虚标实。总之，阴挺以正虚为主。

2. 论治要点

阴挺多为虚证。遵照《内经》"虚者补之""陷者举之"的治疗原则，治以补中益气、升阳举陷，或补肾益气、固脱升提。对个别感染邪毒，湿热下注者，当先治其标，以清热解毒、利湿消肿为法。湿热除后，速转为补虚升举，以治其本。

3. 常见证治

（1）中气下陷：

主症：阴挺外脱劳则甚，下腹阴中坠感症；

　　　　倦怠懒言食少气，脉软形衰面白黄。

治法：补中益气、升阳举陷。

方药：补中益气汤加炒枳壳、附子、煅牡蛎、五倍子。

（2）肾气亏虚：

主症：子宫脱垂腰膝软，耳鸣眼花小腹坠；

　　　　小便频数或失禁，面色晦暗脉沉迟。

治法：补肾益气、升提固脱。

方药：大补元煎（人参、山药、熟地、杜仲、当归、山萸肉、枸杞、炙甘草）加菟丝子、黄芪、升麻、白术、附子、艾叶。

4. 知常达变

若属脾胃气虚，中气下陷脱垂者，秦老认为，在补中升阳的同时，勿忘固肾根，温命火，只有调动命火之力，才能事半功倍。方选补中益气汤加附子、肉桂、枳壳等。Ⅰ、Ⅱ度子宫脱垂患者，坚持服药 30～50 剂，对疗效较满意。对脾胃虚寒者，再配加干姜、小茴香、艾叶等。对三度子宫脱垂，中医治疗有一定难度，须配合西医妇科手术治疗。

若属脱垂日久，感染湿热邪毒，出现垂物红肿、溃烂、渗液，伴尿赤黄、便干结者，秦老多选龙胆泻肝汤加生黄芪 30 克、蒲公英 30 克、薏仁 30 克、土茯苓 30 克、炒枳壳 20 克、槐花 20 克，水煎服，1 日 1 剂，一般 5～7 日显效。同时外用《医宗金鉴》蛇床子洗法：蛇床子 20 克、乌梅 10 克、炒槐花 30 克、豨莶草 30 克。水煎取汁熏洗患处，1 日 2 次，1 次 20 分钟。临证可加减化裁。

（四）验案举例

闫某某，女，48 岁，山西省定襄县人。

初诊：2015 年 9 月 18 日。患者生育 3 子，人流 2 胎。近 5 年月经渐稀少，今年只行经 2 次，伴阴中有坠物，劳累后明显。妇科诊断："子宫脱垂Ⅱ度"。患者身体瘦弱，面白黄少华，纳差，大便溏，体倦，身畏冷，四末凉。舌淡，苔白滑，脉虚弱。

诊断：阴挺（子宫脱垂）。

辨证：中气下陷，脾肾阳虚，胞失所系。

治法：补中升陷，佐以固肾根、温命火。

方药：补中益气汤加味。

处方：黄芪 50 克、人参 10 克、白术 10 克、炙甘草 6 克、升麻 6 克、柴胡 6 克、当归 10 克、陈皮 10 克、枳壳 30 克、附子 6 克、肉桂 3 克。10 剂，3 日 2 剂，水煎，温服。

二诊：2015 年 10 月 2 日。患者精神较前好转，纳食稍增，余症同前，伴腰腹冷胀。上方加小茴香 5 克、干姜 5 克、艾叶 5 克、五倍子 6 克。10 剂，2 日 1 剂，水煎服。

三诊：2015 年 10 月 26 日。患者少腹坠感减轻。遵上方，再服 20 剂，2 日 1 剂，水煎服。

四诊：2015 年 12 月 10 日。患者服药尽剂，面色有华，体重增加 2 千克，坠胀感消失。3 天前妇科内诊：子宫脱垂消失。补中益气丸、肾气丸，每日各服 1 丸，坚持 3 个月，以善其后。

八、阴痒

（一）概说

女性外阴及阴道瘙痒，甚则奇痒难忍，坐卧不宁，或波及肛门，或带下秽浊，或黄水时下的疾病，称为"阴痒"，或称"阴蟨"。对阴痒的记载始见于《肘后备急方》，历代妇科专著多有论述。

阴痒与带下、阴疮的病因病机有共同之处，辨证论治有相关之点，治疗除内服药外，还须配合外治。秦老根据多年治疗阴痒的经验认为，女性平时应加强锻炼，增强体质，讲究卫生，以预防为主，但有些女性滥用外阴清洁剂及洗液，破坏了阴道局部的环境，也是引发阴痒及病后难愈的重要因素。

（二）病因病机

阴痒有实有虚。实者，肝经湿热，胆郁脾虚，化火生湿，湿热下注，蕴结前阴，或感染虫蟨，虫扰阴部，发为阴痒；虚者，肝肾不足，精血亏虚，生风化燥，阴部失养，不荣而痒。

（三）辨证论治

1. 辨证要点

阴痒的辨证应根据瘙痒的程度、性质及外阴的情况，结合带下的气、量、色、质，参合全身的形、气、舌、脉，进行辨证分析。

一般而言：阴痒带多稀白无臭，多为湿偏盛；阴痒带黄稠浊秽臭，多为热偏盛；阴中奇痒刺疼，有虫行感，带下恶臭，多为感染虫蟨；阴部红肿热痛痒，多为湿热俱盛；阴痒甚，局部燥涩不荣，或脱屑，或皲裂，或萎缩，或色变，多为肝肾阴虚，血虚风燥。

此外，蛲虫病、肛裂、尿瘘、肛瘘等疾病刺激阴部也会有痛痒的感觉，要详细询问病史，了解病情，一般不难鉴别。

2. 论治要点

阴痒当分虚实论治。实者，湿热蕴结，治当清热渗湿、止痒；虫蟨致痒，治当清热渗湿、杀虫止痒；虚者，阴亏血虚，治当滋阴养血、祛风止痒。

对于阴亏血虚、风燥作痒者，不能妄用利湿辛燥之品，以免伤津耗液。余听鸿说："高年血燥生风，诸公用利湿之品利去一分湿，即伤其一分阴，湿愈利而血愈虚，血愈虚而风愈甚，其痒岂能止息。"

3. 常见证治

（1）湿热蕴结：

主症：阴痒带多黄秽臭，胸闷心烦口黏苦；

舌质红兮苔黄腻，便结尿赤脉滑数。

治法：清热利湿、解毒止痒。

方药：八味带下汤（土茯苓、茯苓、金银花、大黄、当归、川芎、陈皮、通草）加龙胆草、苍术、黄柏、地肤子、甘草等。

（2）虫蛊阴痒：

主症：阴中奇痒虫行感，镜检滴虫霉杂染；

带黄腐渣脓米泔，尿黄频急阴灼痒。

治法：清热利湿、杀虫止痒。

方药：内服方选龙胆泻肝汤加土茯苓、薏仁。

外用方选《中医妇科学》蛇床子散（蛇床子15克、川椒10克、明矾15克、苦参15克、百部15克）布包，水煎取汁，先熏，再洗，后坐浴。局部溃烂去川椒。

（3）肝肾阴虚：

主症：阴部干涩夜奇痒，耳鸣腰酸烘汗烦；

脱屑皲裂萎缩暗，舌红苔少脉细看。

治法：滋阴养血、祛风止痒。

方药：《医醇剩义》养血胜风汤（生地 15 克、白芍 9 克、酸枣仁 15 克、川芎 9 克、桑叶 10 克、菊花 6 克、黑芝麻 15 克、五味子 9 克、柏子仁 10 克、当归 10 克、大枣 10 克）加制首乌 15 克、防风 10 克、白鲜皮 10 克、黄芪 15 克。

4. 知常达变

若兼见小便黄浊，尿道灼痛，此系波及尿道膀胱，可在上述辨治方中加滑石、车前子、生甘草，以清除湿热、利尿通淋，使湿热从小便排出。

若肝经湿热，兼见烦躁易怒，胸胁不快，口苦咽干，舌苔黄厚腻，脉弦滑数，仍选龙胆泻肝汤加减，以清泻肝经湿热。

若兼大便干结，或黏滞不爽，可在上述辨治方中加大黄、枳实、生薏仁，以清热解毒除湿、泻下积热，使湿热从大便排出。

秦老的外用经验方：蛇床子 30 克、地肤子 20 克、苍术 20 克、黄柏 20 克、苦参 20 克、黑矾 10 克、雷丸 5 克。上药布包，水煎 20 分钟，先熏，再洗，后坐浴，每日 1~2 次，每次 15 分钟，10 日为 1 个疗程。奇痒者，加苍耳子 15 克、鹤虱 10 克。外有溃疡者，禁用本方。

（四）验案举例

案 1

付某某，女，56 岁，山西省忻州市人。

初诊：2020 年 6 月 1 日。患者绝经 10 年。阴痒 5 年余，加重 1 年，伴阴中干涩，外阴萎缩，晦暗不荣，干燥皲裂，夜间奇痒难眠。患者形体瘦弱，面色少华，夜间口干舌燥。舌淡暗，苔少，脉细弱。患者经多家医院检查，均诊断为"老年性阴道炎"，多方医治不效。

诊断：阴痒。

辨证：血燥生风，气阴不足。

治法：养血润燥、益气养阴、祛风止痒。

方药：养血胜风汤加减。

处方：当归15克、川芎6克、白芍15克、生地15克、熟地15克、制首乌15克、黑芝麻20克、五味子10克、黄精15克、炒枣仁15克、柏子仁10克、淫羊藿15克、黄芪20克、蛇床子15克、防风15克、白鲜皮15克。10剂，3日2剂，水煎，食后服。

二诊：2020年6月17日。患者服药尽剂，阴痒稍减轻，晚上可睡4~5小时，药后感胃脘痞闷不适。上方去生地，加陈皮10克、厚朴10克、砂仁3克。10剂，3日2剂，水煎，饭后服。

三诊：2020年7月5日。患者胃脘不适消除，纳食稍增。

患者共就诊8次，遵上方加减治疗5个月，服药近百剂，诸症渐瘥，形、气、色、脉均改善，体重增加3千克。左归丸每日早服1次，归脾丸每晚服1次，以善其后。

案2

谢某某，女，36岁，山西省静乐县人。

初诊：2012年2月28日。患者生育2子。末次月经2012年2月18~23日。患者外阴及阴道瘙痒，微肿痛，带下量多黄浊秽臭，带中夹渣样物1年余。阴道分泌物检查显示：霉菌（＋），杂菌（＋），白细胞 10 个，阴道清洁度 Ⅲ 度。伴心烦易怒，舌红，苔黄腻，脉弦滑数。

诊断：阴痒、黄带。

辨证：肝经湿热，感染虫毒。

治法：清热利湿、杀虫止痒。

方药：内服龙胆泻肝汤加减，外用经验方。

内服方：龙胆草 10 克、栀子 10 克、黄芩 12 克、柴胡 12 克、生地 15 克、车前子（包）15 克、木通 6 克、泽泻 15 克、甘草 6 克、土茯苓 30 克、生薏仁 30 克、苍术 20 克、黄柏 20 克、大黄 6 克、金银花 20 克、陈皮 10 克、地肤子 15 克、蛇床子 15 克。7 剂，1 日 1 剂，水煎，分 3 次温服。

外用方：蛇床子 30 克、地肤子 20 克、苍术 20 克、黄柏 20 克、苦参 20 克、黑矾 10 克、雷丸 5 克、鹤虱 10 克。7 剂，每剂布包，水煎取汁，外用先熏，再洗，后坐浴。每日 1 次，每次 15 分钟。

二诊：2012 年 3 月 11 日。患者带下减少，阴痒减轻。效不更方，上诊内服方 10 剂，水煎，服法改为 3 日 2 剂；外用方 5 剂，用法同前，隔日 1 次。

三诊：2012 年 4 月 1 日。患者带白变为白黏，量少，阴痒轻微。上诊内服方减去龙胆草、木通，加白术 10 克、陈皮 10 克。10 剂，水煎，1 剂分 4 份，分 2 日温服。

四诊：2012 年 4 月 25 日。患者阴痒止，仍感形气不足。予易黄汤加味，10 剂，以善其后。

九、阴吹

（一）概说

女性阴道中时有气出，并带有声，状如矢气的疾病，称为"阴吹"。

早在《金匮要略》就有对阴吹的记载。明清医家对阴吹多有论述，并认为阴吹为气虚、痰饮所致。

（二）病因病机

阴吹的病机主要为胃气下泄，不循常道，逼走前阴，而为阴吹。阴吹的病因有以下 3 种：①脏气不通，谷道燥实，胃气下泄；②气虚下陷，脾胃虚弱，中气不足，气失常道；③痰湿阻滞，谷气不升，反而下注。

（三）辨证论治

若大便秘结，腹部胀滞，阴吹臭秽，多为腑气不通；若大便通畅，倦软乏力，阴吹无臭秽，多为气虚下陷；若形肥体胖，脘痞多痰，舌胖苔腻，多为痰湿下注。

临证凡遇阴吹者，当嘱咐患者行阴道、直肠检查，排外阴道直肠瘘，以免漏诊、误诊。

《妇科心法要诀》说："胃气下泄阴吹喧，金匮方用膏发煎，猪油乱发同煎服，导从溺去法通元，气虚下陷大补治，升提下陷升柴添。"膏发煎：取女性头发适量与猪膏油同煎，以头发融化为度，内服，小便利则愈。

阴吹属气虚下陷者多选用十全大补汤。加升麻 6 克、柴胡 6 克，以升提中气；加枳壳 30 克，以促进平滑肌收缩，增强阴道肌张力；加海螵蛸 20 克，以固护冲任二脉；加菟丝子 30 克，以温补肾气。

阴吹臭秽声高、便结难解、腹胀烦热、舌红苔黄腻者，此为腑实证，治当润肠通便，使气归常道。方选《证治准绳》麻仁丸。火麻仁、枳壳、人参、大黄等量，共研细末，炼蜜为 9 克丸，每日服 1 丸，空心温酒下。若不效，下次日 2 丸，以腑气通为度；若大便干结难下，加杏仁、桃仁、郁李仁、柏子仁，变丸剂为汤剂，水煎，1 日分 3 次服。

阴吹、白带增多、胸膈痞闷、不饥不食、口腻痰多、苔腻、脉滑者，此为痰湿下注证，治当健脾和胃、化痰渗湿。方选《温病条辨》橘半桂苓枳姜汤加白术、薏仁。

癔病性阴吹，患者主观感觉阴道有气排出感，临证当仔细询问，耐心审辨，方选甘麦大枣汤加百合、知母治之，并结合心理疏导、暗示治疗，方可获效。

阴吹虽不是严重病证，但患者会有羞涩心态，不肯告人，怕到人前，心理负担较重。故除药物治疗外，医者当细心解说，给患者心理疏导，使患者认识病情，放松心态，这也是治疗阴吹的重要环节。

（四）验案举例

李某某，女，36 岁，山西省忻州市人。

初诊：2001 年 4 月 5 日。患者素体瘦弱，生育 3 子。患者平素月经短少，近 1 年余阴中时有气排出，带有声响，无臭味。舌淡，苔白滑，脉沉弱。患者因此病羞涩不愿见人，所以一直未就医。今患者来我部就诊，虽挂号较早，但迟迟不肯进入诊室，等所有患者都看完走人，才勉强进入诊室。

诊断：阴吹。

辨证：气血虚弱，中气下陷，气失常道。

治法：补养气血、升提中气。

方药：十全大补汤加味、膏发煎。

1号方：人参10克、白术12克、茯苓10克、炙甘草10克、黄芪30克、桂枝6克、当归10克、川芎6克、白芍10克、熟地12克、枳壳30克、海螵蛸20克。10剂，1日1剂，水煎，分2次温服。

2号方：取女性头发10克、猪脂油30克，两味同煎，至头发融化为度。1剂分2次服，隔日1剂，连服5剂。

二诊：2001年4月26日。患者上方尽服，欣喜而来，告知近3日阴吹未作。为巩固疗效，1号方加菟丝子20克、故纸10克。10剂，1剂分4次服（2日1剂）。2个月后随访，患者阴吹痊愈。

后 序

2006 年，我受山西省卫生厅（现名"山西省卫生健康委员会"）中医处委派，为山西省名老中医秦天富老师整理临床资料、总结学术思想和临床经验。侍诊秦天富老师多年，我被他高尚的人格魅力、独特的学术思想与丰富的临床经验深深折服。

在侍诊秦天富老师的那几年里，我常常自问：为什么每至秦天富老师出诊总是患者多得挂不上号？总有秦天富老师看不完的病？在以西医为主流医学的当今，在中医诊所遍地开花的当地，他为什么能赢得如此好的信任与口碑？因为秦天富老师不仅对患者有一颗慈悲为怀的心，而且秦天富老师诊治疾病有他自己独特的思想与丰富的经验，治病疗效。

秦天富老师退休二十多年来，一直坚持坐诊，也在坚持培养后备力量。他桃李满天下，带领的团队与学术梯队的阵容强大，学术影响越来越广，收集的病案资料越来越翔实，这些都为他学术思想的形成打下了良好的基础。

秦天富老师临证之余最爱看的书是《妇科心法要诀》。《妇科心法要诀》中记载的歌诀与方药，他可以倒背如流。《秦天富老中医妇科病诊治专辑》就是秦天富老师在《妇科心法要诀》的基础上，综合古今妇科医家经验及自己多年的临床实践，并在临床反复验证与完善后，编写出来的。

《秦天富老中医妇科病诊治专辑》是秦天富老师多年诊治妇科疾病的经验总结。

在我看来，《秦天富老中医妇科病诊治专辑》中介绍的辨证要点、选方特点、化裁应用以及脍炙人口的自编歌诀，既守正，又有新意，书中的知常达变部分，更值得一读。

秦天富老师从医六十多年，始终没有脱离临床，不论是他站在三尺讲台传授中医课程期间，还是在担任忻州市中医医院院长期间，不论是在职期间，还是退休以后，他一直坚持临床实践。他钻研中医，精究方术；学习经典，识常善辨；嫁接创新，胆大心细；甘当人梯，献身中医。

秦天富老师将一生诊治妇科疾病的难点与对策、经验与体会，经数年的整理提炼，撰写成稿，无私相授于同道，实乃中医之幸，中医妇科之幸。

2009 年，秦天富老师出版的专著《名老中医秦天富从医50 年临床荟萃》介绍的是全科杂病，着眼点在疑难疾病上，注重的是疾病诊疗的广度和难度，而《秦天富老中医妇科病诊治专辑》介绍的是妇科疾病，着眼点在妇科疾病上，注重的是疾病诊疗的深度。这两部书凝结了秦天富老师临证生涯的全部心血。

《秦天富老中医妇科病诊治专辑》的内容新颖，观点独到，实用性强，对从事中医妇科的临床医生有较高的参考价值。我在阅读本书之后，甚是喜爱。

作为一名"小字辈"中医，能为本书写几句话，我深感荣幸！

愿本书畅销海内，为中医妇科的发展添砖加瓦。

杨俏田

2023 年 7 月于太原